河南省"十四五"普通高等教育规划教材

中医康复基本功

主编　冯晓东

郑州大学出版社

图书在版编目（CIP）数据

中医康复基本功 / 冯晓东主编. -- 郑州：郑州大学出版社，2024.3
ISBN 978-7-5645-9522-7

I. ①中⋯　Ⅱ. ①冯⋯　Ⅲ. ①中医学 - 康复医学 - 高等学校 - 教材　Ⅳ. ①R247.9

中国国家版本馆 CIP 数据核字（2023）第 240686 号

中医康复基本功
ZHONGYI KANGFU JIBENGONG

策划编辑	李龙传		封面设计	苏永生
责任编辑	张彦勤		版式设计	苏永生
责任校对	薛 晗 董 珊		责任监制	李瑞卿

出版发行	郑州大学出版社		地　　址	郑州市大学路40号（450052）
出 版 人	孙保营		网　　址	http://www.zzup.cn
经　　销	全国新华书店		发行电话	0371-66966070
印　　刷	河南文华印务有限公司			
开　　本	787 mm×1 092 mm　1 / 16			
印　　张	7.25		字　　数	174 千字
版　　次	2024 年 3 月第 1 版		印　　次	2024 年 3 月第 1 次印刷

书　　号	ISBN 978-7-5645-9522-7		定　　价	29.00 元

作者名单

主　编　冯晓东

副主编　孙　岩　吴　楠　郑　婕

编　委　（以姓氏笔画为序）

　　　　王欣雨　冯晓东　许国防

　　　　孙　岩　吴　楠　金小琴

　　　　郑　婕　郭　宇　黄　金

　　　　程　雪

前 言

　　中医康复学是一门新兴学科,是在中医学理论的指导下,采用各种中医康复治疗技术和方法,改善和预防伤、病、残者的身心功能障碍,增强其自理能力,使其重返社会,提高其生存质量的一门学科。"中医康复"虽然存在久远,但单独作为专业属于新兴学科,是还没有经过检验的完整的理论实践体系。本专业编委会对专业、课程和教材建设进行了广泛调研和探索,编写了《中医康复学导论》《中医康复基本功》《中医康复治疗技术》《中医康复学》《中医康复医籍选》《中医康复综合能力实训》六门中医康复学专业教材,形成了一个从基础理论到实践技术再到临床操作治疗的课程体系。

　　本教材是河南省"十四五"普通高等教育规划教材建设项目(新编教材)。编委会组织了高等中医院校中长期从事中医康复专业教学工作、具有丰富临床经验和教学经验的教师参加本教材的编写。本教材系统介绍了颇具代表意义的中国康复技能——针灸、推拿、功法的基本指导理论、作用机制、操作要点和注意事项,重点培养学生的实践能力,力求为学生熟练掌握中医康复技法打下坚实的基础。

　　本教材的编写全程坚持"三基、五性、三特定"的基本原则,科学地整合课程内容;注重课程内容的相对独立性及与其他教材内容的整体协调性;理论讲述后附上实训内容,以突出教材的可操作性和实用性。

　　本教材可供中医康复学、康复治疗学及与康复医学相关专业学生、教师及临床康复医生、康复治疗师、社区康复服务者使用。本教材的编者分工如下:绪论由冯晓东、许国防编写,第一章由吴楠、郭宇、王欣雨编写,第二章、第四章由孙岩、金小琴、黄金编写,第三章由郑婕、程雪、许国防编写。在此感谢本书的全体编写人员,感谢他们在繁忙的工作中为本书所做的贡献,感谢所有为我们提供帮助的人们,感谢在本书中被引用过文献资料的国内外专家,感谢郑州大学出版社的大力支持。为使本教材内容日臻完善,希望广大师生对本教材中的不妥之处给予批评和指正。

编　者

2024 年 1 月

目 录

绪　论

　　古代中医没有明确提出康复这一概念,但在养老保健和临床治疗中的许多理念和方法,与现代康复不谋而合。现代康复的原意是恢复健康,即采用各种措施,调整先天或后天各种因素造成的人体脏腑组织功能衰退或功能障碍,从而使其生理功能得以最大限度的改善。中医康复学者以中医理论为基础,结合现代康复理论,总结、建立了一套具有中医特色的康复理论。现代中医康复以具有中医特色的康复理念为核心,针对病、伤、残者的功能障碍,通过针灸推拿、理筋正骨、中药内外治、运动疗法、饮食疗法、文娱疗法、五行音乐疗法等一系列传统技能的治疗,达到消除或减轻患者功能障碍、提高患者生存质量、帮助其回归社会的目的。

一、中医康复的核心理念

　　中医康复理念既不完全等同于康复医学,也不完全等同于传统中医学,其核心主要包括整体观、辨证观、功能观、预防观和综合观 5 个观点。

　　中医理论认为,人体是由脏、腑、经、络、皮、肉、津、血、脉、筋、骨、髓及精、气、神等构成的一个有机的整体。人体的"形"与"神"在生理状态下是相互资生、相互依存的统一整体,以维持正常而协调的生理活动。在病理状态下,人体各部分之间往往也相互影响。可见,形神一体观是中医康复整体观的重要体现。同时,人作为自然万物之一类,与万物同样是天地之气所生,遵循着自然法则与规律。人不仅是自然万物之一类,更重要的还是社会之一员。因而人的性格、嗜好和某些疾病的发生都必然受到社会地位、经济状况、职业、思想、文化和人与人之间关系的影响。由此可见,人与社会也是统一的,不可分割的。总之,中医康复学把自身形与神、人与自然、人与社会皆视为整体。

　　辨证是中医临床的前提和依据,辨证康复亦是中医康复的前提和依据。中医康复从辨证立论,一方面,通过观察、分析患者的反应状态,探寻其引起病、伤、残的原因,针对原因采取康复措施;另一方面,中医康复充分考虑个体差异性,需要因人、因时、因地制宜,采用不同的康复方法,使其更加切中功能需求。在中医康复治疗过程中,辨证不但包含了外在形体功能障碍的诊察,也包含了对内在生理功能障碍的辨识,而外在形体功能障碍的改善与内在生理功能障碍的改善有因果关系。在整体康复观念中已指出,人与自然环境、社会环境是相互联系的,不同地点、时间及患者机体的反应性不同或处于不同的发展阶段采取的康复方法不同,因此在诊断、评定及康复中应辨证地选取适宜的技术和方法等。

　　中医康复学是一门以"功能"为核心的综合性学科。因此,功能康复是其主要的治疗目的。中医康复功能观,正是在整体观和恒动观的指导下,发掘、提高、加强功能障碍者的潜在能力和残存功能,减轻或消除病、伤、残等带来的身心障碍,最大限度地恢复受损的各种功能,恢复生活和职业能力的一种观点。而"形神合一"是中医康复功能观的重要体现。功能康复包含了"神"与"形"整合,即形与神俱、形神合一。患者能否重返社会,或其与社会结合程度的高低,基于其机体形神功能恢复的强弱程度。形神功能恢复的程度直接影响能力的高低,进而影响康复水平。

中医学历来就重视预防,早在《黄帝内经》中就提出"治未病"思想。"未病先防""既病防变""瘥后防复"是中医康复学防治疾病的重要原则。中医康复学的预防康复思想主要表现为3个方面:其一为未病先防,通过各种方法颐养生命、增强体质、预防疾病,进而达到延年益寿的目的;其二为既病防变,对疾病早期诊断、早期治疗,根据疾病的传变规律采取措施,以防疾病向纵深发展;其三为瘥后防复,疾病经过治疗,病症基本解除至完全康复的一段时间内要注意密切观察病情,配合必要的治疗与康复治疗措施,以避免疾病的再次加重,甚至诱发新的病变。可以看出,我国传统预防康复观念与现代康复三级预防理念具有相似性。

在漫长的发展过程中,历代医家经过发展和完善了多种多样的养生、治疗和康复的方法,如天然物理因子疗法、饮食疗法、针灸疗法、推拿疗法、气功疗法、情志疗法、音乐疗法、娱乐疗法等。综合康复即"杂合以治",是我国传统康复治疗的原则,以中医辨证论治为基础,针对不同的病情,采取综合性的康复治疗手段,既注重个体差异,又有利于整体康复,可疗养兼顾。总之,中医康复学的理论与实践,贯穿着整体观、辨证观、功能观、预防观,采用各种自然性的、医疗性的、社会性的和自疗性的康复方法,杂合以治,综合康复,促使病、伤、残者全面康复,进而恢复到最佳状态。

二、中医康复技能的范畴

中国传统康复技能是以中医理论为基础,以中医康复理念为核心,针对病、伤、残者的功能障碍对病残患者采取的一系列康复手段。除了包括针灸、推拿、养生、食疗、中药内外治等传统疗法外,还包括属于物理治疗范围的热疗、冷疗、光疗、声疗、泥疗、砂疗、磁疗、水疗;属于精神情志治疗范围的以情制情法、文娱疗法;属于功法疗法的五禽戏、八段锦、太极拳、武术等。

三、中医康复基本功的划定

在诸多理论和技能中,哪些属于中医康复基本功呢?编者提出四大筛选原则。第一是体现中医特色,第二是临床常用,第三是易学难练,第四是起始阶段需要形成良好的练习基础。基于以上原则,编者选出针灸、推拿和功法作为中医康复基本功的主要教学内容。针灸、推拿和功法均具有鲜明的中医特色并名扬海外,在现代临床中应用广泛。但是学习之初,除了熟悉背诵手法口诀以外,具体手法动作的操作还需要有经验的医生指导矫正,以及大量实践演练。至于中医康复核心理念和中药内外治疗法,虽然属于基本功,但在起始阶段以理解、记忆为主,因此未被列入本书。

第一章　针灸基本功

第一节　腧穴定位与选取

针灸疗法是运用刺法和灸法刺激人体的一定部位或腧穴,以达到增强肌力、改善关节活动度、减轻疼痛等作用,从而改善功能障碍,提高日常生活能力。针法,古称"砭刺",由砭石刺病发展而来,是指使用不同的针具,借助一定的手法或方式刺激机体的腧穴或一定部位,以改善功能障碍的方法。灸法,古称"灸焫",又称"艾灸"。广义的灸法既是指采用艾绒、艾条等置于体表进行熏熨的方法,又包括一些非火源的外治疗法。

目前临床各科都有许多针灸疗法的适应证,包括许多功能性疾病、传染性疾病和某些器质性疾病。我国自1949年以来,经过大量的临床实践证明,针灸治疗有效的疾病有300余种,其中效果显著的有100多种。1979年,世界卫生组织(WHO)建议各国采用针灸治疗的疾病有43种,1996年又增加到了64种。在我国,针灸疗法应用于康复治疗由来已久,包括各种疼痛、感觉障碍、运动障碍,以及语言功能障碍、认知功能障碍、吞咽功能障碍、二便功能障碍等各种功能障碍。

针灸疗法是中国传统康复医学的重要组成部分,具有独特的康复理论与治疗方法。数千年来,在历代医家的努力下,针灸疗法不断发展,为中华民族的繁衍做出了巨大的贡献,并在世界范围内广泛传播。"止痛"、"维持和改善运动器官的功能"、"提高神经系统的调节能力"和"增强心肺系统功能"是针灸疗法的基本作用,整体调整、辨证施治是针灸疗法最基本的特征,在调节脏腑功能、激发人体潜能等方面具有较大的优势。将传统的针灸疗法与现代康复功能训练有机地结合起来,两者相辅相成、相互支持,必将在某些神经系统病症、痛证、关节病等疾病的康复方法和原理上取得突破性的进展,促进我国康复医学事业的发展。

一、腧穴定位方法

腧穴的定位方法,又称取穴法,是指确定腧穴位置的基本方法。临床上,取穴是否准确,直接影响针灸推拿的疗效,因此,中医康复治疗强调准确取穴。常用的腧穴定位方法有以下4种。

(一)体表解剖标志定位法

体表解剖标志定位法指以人体解剖学的各种体表标志为依据来确定穴位位置的方

法,又称自然标志定位法。人体体表解剖标志可分为固定标志和活动标志两类。

1. **固定标志**　指利用各部位由骨节或肌肉所形成的突起、凹陷及五官轮廓、发际、指(趾)甲、乳头、肚脐等固定标志来取穴的方法。如两眉中间取印堂,腓骨小头前下缘取阳陵泉,俯首时第7颈椎棘突下取大椎等。

2. **活动标志**　指利用关节、肌肉、皮肤随活动而出现的孔隙、凹陷、皱纹等活动标志来取穴的方法。如张口时在耳屏与下颌关节之间取听宫;屈肘时在肘横纹外侧横纹头处取曲池;正坐屈肘,掌心向胸时,在尺骨小头桡侧骨缝中取养老等。

人体体表标志,尤其是固定标志的位置恒定不变,因此,此法是确定腧穴位置的主要依据,其准确性也最高。但全身腧穴中分布于体表标志处的仅限于部分穴位,故此法有一定的局限性。

(二)骨度分寸定位法

1. **方法**　指以体表骨节为主要标志来测量全身各部的长度和宽度,并按自身比例进行折算,用以确定腧穴位置的方法,古称"骨度法",最早见于《灵枢·骨度》。取用时,将设定的骨节两端之间的长度折成为一定的等份,每1等份定为1寸。不论男女老幼、肥瘦高矮,一概以此标准折量作为量取腧穴的依据。

《骨度分寸歌》:用针取穴必中的,全身骨度君宜悉;前后发际一尺二,定骨之间九寸别;天突下九到胸岐,岐至脐中八寸厘,脐至横骨五等分,两乳之间八寸宜;脊柱腧穴椎间取,腰背诸穴依此列,横度悉依同身寸,胛边脊中三寸别;腋肘横纹九寸设,肘腕之间尺二折,横辅上廉一尺八,内辅内踝尺三说;髀下尺九到膝中,膝至外踝十六从,外踝尖至足底下,骨度折作三寸通。

2. **注意事项**　骨度分寸定位法是以《灵枢·骨度》规定的人体各部分寸为基础,并结合历代学者创用的折量分寸作为定穴的依据。其主要方法是将设定的两骨节点之间的长度折量为一定的等份,每1等份为1寸。也就是说,"寸"不是绝对长度,而是代表等份中的1份。腧穴定位应以骨度分寸定位法为基础,其他定位法如指寸定位法仅作为参照,并结合一些明显或简便易取的体表解剖标志,以确定腧穴的标准位置。在具体取穴时,用骨度分寸定位法无法定位的腧穴,可参照患者自身的手指进行比量,并结合一些简便的活动标志取穴方法,以确定腧穴的标准定位。

(三)手指同身寸定位法

手指同身寸定位法是指以患者的手指为尺寸折量标准来量取腧穴的定位方法,又称"手指比量法"和"指寸法"。

1. **方法**　常用的方法有以下3种。

(1)中指同身寸:令患者拇指和中指屈曲呈环形,以中指中节桡侧两端纹头之间的距离作为1寸。

(2)拇指同身寸:以患者拇指指间关节的宽度作为1寸。

(3)横指同身寸:令患者第2~5指并拢,以中指中节横纹为标准,其4指的宽度作为3寸。四指相并名曰"一夫",故用横指同身寸量取腧穴的方法,又称一夫法。

2.注意事项 指寸法使用方便,但在儿童和身材较常人明显高矮胖瘦者,易有误差,必须在骨度分寸的基础上应用指寸法,不能仅以指寸取量全身各部,更不能用指寸法替代其他取穴方法,以免取穴不准,影响疗效。

（四）简便定位法

简便定位法是临床中简便易行的一种辅助取穴方法。如两手虎口自然平直交叉,一手示指压在另一手腕后高骨的上方,于示指尽端处取列缺;半握拳,于中指所指处取劳宫;立正姿势,两手自然下垂,于中指端处取风市;垂肩屈肘合腋,于平肘尖处取章门;于两耳尖连线中点取百会等。另外需要注意的是,简便取穴法是临床中一种简便易行的腧穴定位方法,但通常仅作为取穴法的参考和补充。

二、常用腧穴的定位及取法

在362个经穴中,有8个常用穴位,分别是足三里、委中、列缺、合谷、内关、三阴交、少商、水沟。八总穴歌即"肚腹三里留,腰背委中求;头项寻列缺,面口合谷收;心胸取内关,小腹三阴谋;咽喉少商住,急救刺水沟"。

1.足三里

（1）定位:该穴在小腿前外侧,当犊鼻下3寸,距胫骨前缘一横指(中指)。

（2）取法:取穴时正坐屈膝位,于犊鼻(外膝眼)直下一夫(3寸),距离胫骨前缘一横指(中指)处取穴。针刺多直刺0.5~1.5寸。

（3）作用:足三里穴可以调肠胃、培元气、理气血、宁神志、通经络、止疼痛,主治急慢性胃肠炎、十二指肠溃疡、胃下垂、痢疾等。本穴还有强身壮体的作用,是保健要穴。

2.委中

（1）定位:该穴在膝后区,在腘横纹中点,当股二头肌腱与半腱肌肌腱的中间。

（2）取法:找腘窝正中点。临床多直刺0.5~1.0寸。

（3）作用:该穴具有凉血泄热、强健腰膝、通经活络的作用,主治坐骨神经痛、小腿疲劳、腹痛、腰痛或疲劳、臀部疼痛、膝盖疼痛。现代常用于治疗急性胃肠炎、中暑、腰背痛、急性腰扭伤等。

3.列缺

（1）定位:该穴在前臂桡侧缘,桡骨茎突上方,腕横纹上1.5寸处,当肱桡肌与拇长展肌腱之间。

（2）取法:有两种常见的取穴方法。①以患者左右两手虎口交叉,一手示指压在另一手的桡骨茎突上,当示指尖到达之处是穴。②立掌,把拇指向外上方翘起,先取两筋之间的阳溪穴,在阳溪穴上1.5寸的桡骨茎突中部有一凹陷即本穴。针刺时根据方向不同深浅亦不同:向上斜刺0.2~0.3寸,局部酸胀,沉重或向肘、肩部放散;向下斜刺0.3~0.5寸。

（3）作用:该穴具有疏风解表、调理肺气的功效,主治咳嗽、感冒、气喘、咽喉痛、半身不遂、口眼歪斜、偏正头痛、面神经麻痹、面神经痉挛、三叉神经痛等。

4. 合谷

（1）定位：该穴在手背，第 1、2 掌骨间，当第 2 掌骨桡侧的中点处。

（2）取法：取法时以一手的拇指指骨关节横纹，放在另一手拇、示指之间的指蹼缘上，拇指尖下即是本穴。临床大多直刺 0.5～0.8 寸。

（3）作用：该穴具有清热解毒、通调气血、清利头目的作用，主治牙痛、牙龈痛、青春痘、三叉神经痛、喉咙疼痛、面部神经麻痹、口眼歪斜、头痛等。

5. 内关

（1）定位：该穴位于前臂掌侧，曲泽与大陵的连线上，腕横纹上 2 寸，掌长肌腱与桡侧腕屈肌腱之间。

（2）取法：取穴时仰掌，位于前臂正中，腕横纹上 2 寸，在桡侧屈腕肌腱与掌长肌腱之间。临床多直刺 0.5～1.0 寸。

（3）作用：该穴具有宁心安神、和胃降逆、理气止痛的功效，主治心痛，心悸，胸痛，恶心、呕吐，高血压。还可以治疗晕车、晕船等，对妊娠后 3 个月恶心、呕吐的妊娠反应疗效较好。

6. 三阴交

（1）定位：该穴在小腿内侧，足内踝尖上 3 寸，胫骨内侧缘后方。

（2）取法：取穴时正坐屈膝呈直角，在小腿内侧，足内踝尖上 3 寸，胫骨内侧缘后方。针刺时多直刺 0.5～1.0 寸。

（3）作用：该穴具有健脾胃、益肝肾、调气血、通经络的功效。该穴是妇科疾病的克星，是妇科主穴，对妇科疾病疗效佳，如功能失调性子宫出血、月经不调、痛经等；还能治疗生殖系统疾病，如遗精、遗尿、阳痿等；还能治疗腹胀、消化不良、食欲不振、腹泻、失眠、神经衰弱、全身无力、更年期综合征等。

7. 少商

（1）定位：该穴在手指，拇指末节桡侧，距指甲角 0.1 寸（指寸）。

（2）取法：取穴时伏掌，拇指桡侧指甲根角侧上方（即沿角平分线方向）0.1 寸。沿爪角桡侧画一直线与爪角基底缘水平线交点处取穴。临床多用三棱针点刺放血。

（3）作用：该穴具有清热利咽、开窍醒神的功效，主治咽喉肿痛、咳嗽、鼻衄、发热、昏迷等。

8. 水沟

（1）定位：该穴在面部，当人中沟的上 1/3 与中 1/3 交点处。水沟是人中穴的别称。

（2）取法：取穴时找人中沟的上 1/3 处。临床多向上斜刺 0.3～0.5 寸。

（3）作用：该穴具有开窍苏厥、回阳救逆、缓解腰背的功效，主治休克、中暑、腰痛、落枕、癫痫、面部肿痛等病证。

三、实训要求

1. 实训目的

（1）知识目标：①掌握"肚腹三里留，腰背委中求；头项寻列缺，面口合谷收；心胸取内关，小腹三阴谋；咽喉少商住，急救刺水沟"八总穴歌；体表解剖标志定位法、骨度分寸定位法及手指同身寸定位法的运用;②八总穴的定位、主治和针刺禁忌。

（2）技能目标:①学会4种腧穴定位方法(体表解剖标志定位法、骨度分寸定位法、手指同身寸定位法、简便定位法),能够定位临床常用的腧穴。②通过情境教学法,引入病例场景,学生可以学会康复临床思维方法,学会理论联系实际,提高学生分析问题、解决问题的能力。

（3）学习态度与价值观(情感):培养学生悲悯为怀、精益求精的大医情怀,锻炼学生团结合作的团队意识。

2. 实训内容 ①体表固定标志与体表活动标志的概念及区别;手指同身寸定位法的分类。②常用腧穴的定位及取法。

第二节 毫针刺法

毫针是古代"九针"之一,因其针体微细,又称"微针""小针",适用于全身大部分腧穴,是我国传统针灸医术中最主要、应用最广泛的一种针具,是针刺疗法的主体。毫针基本操作技术包括持针法、进针法、行针法、出针法、补泻法、留针法等完整的技法。毫针的每一种刺法,都有很高的技术要求和严格的操作规程,是临床针灸治疗师必须掌握的基本技术。

一、毫针操作规程

1. 体位 针刺不同部位时需选择不同体位。选择正确的体位,对于准确取穴、操作方便、持久留针和防止针刺意外,都有重要的意义。①仰卧位适用于身体前部的腧穴,包括头、面、胸、腹部腧穴和部分上、下肢腧穴。仰卧位舒适自然、全身放松、不易疲劳、易于持久,为临床最佳体位。对初次针刺,精神紧张、体虚病重者尤为适宜。②俯卧位适用于身体后部的腧穴,包括头、颈、脊背、腰骶部腧穴和部分上、下肢腧穴。③侧卧位适用于身体侧面腧穴和部分上、下肢腧穴。④仰靠坐位适用于前头、颜面、颈前、上胸部以及肩部的腧穴。⑤俯伏坐位适用于头顶、后头、项背、肩部的腧穴。⑥侧伏坐位适用于侧头、面颊、颈侧、耳部的腧穴。

2. 定穴与揣穴 针刺前医者需对腧穴进行准确定位,这是针灸获得疗效的基础。腧穴的定位,称"定穴"。定穴主要采用骨度分寸定位法、体表解剖标志定位法等方法。医者以手指在穴位处揣、摸、按、循,找出指感强烈的穴位,称为"揣穴"。临床上定穴与揣穴相辅相成,不可分割。

3. 针刺消毒 针刺治疗要有严格的无菌观念,切实做好消毒工作。如果不消毒或消毒不彻底,容易造成交叉感染,引起局部红肿、化脓,甚至出现全身症状,严重者会导致传染性疾病的感染。针刺消毒包括以下4个方面。

（1）治疗室内消毒:包括治疗台上的床垫、枕巾、毛毯、垫席、床单等,要定期换洗晾晒。治疗室内保持空气流通,卫生洁净,并定期使用专用消毒灯照射。

（2）针刺部位消毒：在针刺部位的皮肤上用75%乙醇棉球由中心向周围擦拭；或先擦拭2%碘酊，再用75%乙醇脱碘。穴位皮肤消毒后，切忌接触污物，避免重新污染。

（3）医者双手消毒：施术前医者先用肥皂水洗手，待手干后再用75%乙醇棉球擦拭。施术过程中尽量避免手指接触针身，必要接触时需用消毒棉球作间隔物，以确保针身无菌。

（4）针具器械消毒：随着医学的发展，现临床已普遍应用一次性无菌针具。在一次性无菌针具普及之前，其他的针具在使用前都必须经过严格消毒，包括煮沸消毒、药液浸泡消毒、高压蒸汽消毒等。

4. 注意事项

（1）患者在过于饥饿、疲劳，精神过度紧张时，不宜立即进行针刺。

（2）对身体瘦弱、气虚血亏的患者，进行针刺时手法不宜过强，并应尽量选用卧位。

（3）妇女妊娠3个月以内者，不宜针刺小腹部的腧穴。妊娠3个月以上者，腹部、腰骶部腧穴也不宜针刺。至于三阴交、合谷、昆仑、至阴等一些具有通经活血作用的腧穴，在妊娠期亦应予禁刺。妇女行经时，若非为了调经，亦不应针刺。小儿囟门未合时，头顶部的腧穴不宜针刺。

（4）常有自发性出血或损伤后出血不止的患者，不宜针刺。

（5）皮肤有感染、溃疡、瘢痕或肿瘤的部位，不宜针刺。

（6）对胸、胁、腰、背等脏腑所居之处的腧穴，不宜直刺、深刺。肝、脾肿大，肺气肿患者更应注意。

（7）针刺眼区和项部的风府、哑门等穴及脊椎部的腧穴，要注意掌握一定的角度，更不宜大幅度地提插、捻转和长时间留针，以免伤及重要组织器官，产生严重的后果。

（8）对尿潴留等患者在针刺小腹部的腧穴时，也应掌握适当的针刺方向、角度、深度等，以免误伤膀胱等器官。

二、毫针刺法

（一）持针法

针刺是一种集指力活动和全身气力于针尖的艺术劳动，故要求姿势严格。总的要求是：坐要端，头要正，身要直，臂要曲起，脚要站稳。

1. 刺手与押手　刺手，即持针施术的手，多为右手，其作用是掌握针具，实施操作。押手，即按压在穴位旁或辅助进针的手，多为左手，其作用是固定穴位皮肤、加持针身协助刺手进针、帮助毫针准确刺入穴位。临床操作时，刺手与押手必须密切配合，才能使进针与行针顺利，减少疼痛，提高疗效。

2. 持针姿势　"持针之道，坚者为宝"，治疗师持针应保持毫针端直坚挺，这是持针的总则。根据持针时所用手指的多少，分为二指持针法、三指持针法、四指持针法及双手持针法。临床上以三指持针法较为常用。

（1）两指持针法：用拇、示指末节指腹捏住针柄，适用于短小的针具。

（2）三指持针法：用拇、示、中指末节指腹捏拿针柄，拇指在内，示、中指在外，三指协同,以保持较长针具的端直坚挺状态,临床较为常用。

(3)四指持针法:用拇、示、中指捏持针柄,以环指抵住针身,此法可避免针身弯曲,适用于长针。

(4)双手持针法:用刺手拇、示、中三指持针柄,押手拇、示两指握固针体末端,稍留出针尖1~2分。双手配合持针,可防止针身弯曲,减少进针疼痛,适用于长针。

(二)进针法

临床常用进针方法有以下3种。

1.单手进针法　仅用刺手将针刺入穴位的方法,多用于较短毫针的进针。用刺手拇、示指持针,中指指端紧靠穴位,指腹抵住针身中部,当拇、示指向下用力时,中指也随之屈曲,将针刺入,直至所需的深度。此外,还有一种方法是用拇、示指夹持针身,中指指端抵触穴位,拇、示指所夹持的毫针沿中指尖端迅速刺入。

2.双手进针法　刺手与押手相互配合,将针刺入穴位的方法。常用的双手进针法有以下4种。

(1)指切进针法:又称爪切进针法。用押手拇指或示指指端切按在腧穴皮肤上,刺手持针,紧靠押手切按腧穴的手指指甲面将针刺入腧穴。此法适用于短针的进针。

(2)夹持进针法:又称骈指进针法。用押手拇、示二指持捏无菌干棉球夹住针身下端,将针尖固定在拟刺腧穴的皮肤表面,刺手向下捻动针柄,押手同时向下用力,将针刺入腧穴。此法适用于长针的进针操作。

(3)舒张进针法:用押手示、中二指或拇、示二指将拟刺腧穴处的皮肤向两侧撑开,使皮肤绷紧,刺手持针,使针从押手示、中二指或拇、示二指的中间刺入。此法主要用于皮肤松弛部位的腧穴。

(4)提捏进针法:用押手拇、示二指将拟刺腧穴部位的皮肤提起,刺手持针,从捏起皮肤的上端将针刺入。此法主要用于印堂穴等皮肉浅薄部位的腧穴。

临床上应根据腧穴所在部位的解剖特点、针刺深浅和手法要求,灵活选用以上各种进针法,使进针顺利并减轻患者的疼痛。

3.针管进针法　利用针管将针刺入穴位的方法。针管多由玻璃、塑料或金属制成,长度应比毫针短3分左右。针管的直径以不阻碍针尾顺利通过为宜。使用时,先将针插入针管内,针尖与针管下端平齐,置于拟刺腧穴上,针管上端露出针柄3分左右。押手持针管,用刺手示指叩打或用中指弹击针尾,即可使针刺入皮肤,然后退出针管,再将针刺入穴内。也可用安装弹簧的特制进针器进针。此法进针不痛,多用于儿童和惧针者。

(三)行针法

行针亦称运针,是指毫针刺入穴位后,为使患者产生针刺感应,或进一步调整针感的强弱,以及使针感向某一方向扩散、传导而采取的操作方法。行针手法包括基本手法和辅助手法两类。

1.基本手法　行针的基本手法包括提插法和捻转法。临床施术时这两者既可单独应用,又可配合使用。

(1)提插法:是指将毫针刺入腧穴一定深度后,施以上提下插的操作手法。将针向上引退为提,将针向下刺入为插。如此反复运针做上下纵向运动,就构成了提插法。提插幅度的大小、层次的变化、频率的快慢和操作时间的长短,应根据患者的体质、病情、腧穴部位和针刺目的等灵活掌握。使用提插法时的指力一定要均匀一致、幅度不宜过大,一般以 3 ~ 5 分为宜,频率不宜过快,每分钟 60 次左右,保持针身垂直,不改变针刺方向、角度。

(2)捻转法:是指将毫针刺入腧穴一定深度后,施以向前、向后的捻转动作,使针在腧穴内反复来回旋转的行针手法。捻转角度的大小、频率的快慢、时间的长短等,需根据患者的体质、病情、腧穴部位和针刺目的等灵活掌握。使用捻转法时,指力要均匀,角度要适当。捻转角度一般在 180° ~ 360°,不能单向捻针,以免针体被肌纤维缠绕,引起局部疼痛或滞针而使出针困难。

2. 辅助手法 行针的辅助手法是行针基本手法的补充,是以促使得气和加强针刺感应为目的的操作手法。临床常用的行针辅助手法有以下 6 种。

(1)循法:针刺后在留针过程中,医者用手指顺着经脉的循行路径,在针刺腧穴的上下部位轻柔循按的方法。此法能推动气血运行,激发经气,促使针后得气。

(2)弹法:针刺后在留针过程中,医者以手指轻弹针尾或针柄,使针体微微振动的方法。此法有催气、行气、加强针感的作用。

(3)刮法:毫针刺入一定深度后,以拇指或示指的指腹抵住针尾,用示指或中指或拇指指甲,由下而上或由上而下频频刮动针柄的方法。本法在针刺不得气时用之可激发气,如已得气者可以加强针感的传导和扩散。

(4)摇法:毫针刺入一定深度后,医者手持针柄,将针轻轻摇动的方法。其法有二:一是直立针身而摇,以加强得气的感应;二是卧倒针身而摇,使经气向一定方向传导。

(5)飞法:毫针刺入一定深度后,医者用刺手拇、示指执持针柄细细捻搓数次,然后张开两指,一搓一放,反复数次,状如飞鸟展翅,故称飞法。本法具有催气、行气、增强针感的作用。

(6)震颤法:毫针刺入一定深度后,医者刺手持针柄,用小幅度、快频率的提插及捻转手法,使针身轻微震颤的方法。本法可促使针下得气,增强针刺感应。

毫针行针手法以提插、捻转为基本操作方法,根据临证情况,选用相应的辅助手法,刮法、弹法可应用于不宜施行大角度捻转的腧穴;飞法可应用于某些肌肉丰厚部位的腧穴;摇法、震颤法可用于部位较浅表的腧穴。通过各种行针手法的运用,促使针后气至或加强针刺感应,以起到疏通经络、调和气血、防治疾病的作用。

(四)出针法

出针,又称起针、退针,指将针拔出的方法。在施行针刺手法或留针达到预定针刺目的和治疗要求后,即可出针。

出针的方法,一般以左手拇、示指持消毒干棉球轻轻按压于针刺部位,右手持针做轻微的小幅度捻转,并随势将针缓慢提至皮下(不可单手用力过猛),静留片刻,然后出针。

出针时,依补泻的不同要求,分别采取"疾出"或"徐出"及"疾按针孔"或"摇大针孔"的方法出针。当针退出后,要仔细察看针孔是否出血,询问针刺部位有无不适感,检查核对针数,还应注意患者有无晕针延迟反应。

三、练针方法

1. 指力练习 将粗草纸裁成 10 cm×10 cm 的见方,用 40 ~ 50 张叠在一起,6 ~ 9 cm 厚,四周以线绳扎紧,用 28 号不锈钢的长柄针练习。初学时用 1 寸的短针,逐渐增加到 3 ~ 4 寸的长针反复练习。不拘次数和时间,一般每天能练 20 ~ 30 min 即可。持针的方法是以右手或左手的拇、示、中三指捏住针柄,和握毛笔的姿势一样,拇指在内,示、中指在外,环指和小指略略翘起,使手心空虚。

把纸块放在桌上或用另一手托平,将手臂悬空,不能有依靠,提丹田之气及全身精力集中于腕指,属意于针尖,将针身垂直作捻进捻出、上提下插之动作。捻转之幅度是左右往复,以不超过 180° 为原则。其基本动作有捻、转、提、插 4 种。①捻:是以拇、示、中三指持针柄,拇指向前,示、中指向后的动作。②转:是以示、中二指向前,拇指向后的动作。③提:是在转针时稍稍向上提起的动作。④插:是在捻针时轻轻向下施加压力的动作。

分开来讲,捻、转、提、插是 4 个动作,但在练针时要把这 4 个基本动作结合起来,成为一个连贯的动作,做回旋式进进出出,反复练习。欲进针时则捻插的力量大,即向下进得多些;欲出针时则转、提的力量大,即向上出得多些。将纸块刺透了另换一个地方,重新刺入。在练针时,不论做什么动作,都要保持重心平衡,针身垂直,不能操之过急。不要用力过大,使针身弯曲,同时不能将针身刺尽,要留 3 ~ 5 分在外边,因为临床上切忌将针身刺满,以防止由于针根部折断,不易取出。针练坏了再换新的。先练短针粗针,渐渐改为长针细针,日久就有指力了。初学时未经练习不易捻进,而且感觉手指酸困,不必急于求成,慢慢磨炼,指力就会不断增加,由熟生巧,然后刺入肌肤就容易了。这是基本动作,好像练毛笔字临帖写大楷一样,重点在于练习手指的力量和持久性,必须耐心。经过这一阶段才能练出硬功夫。特别要注意不能只用手指的力量,而是要全身用力,把丹田(关元穴,在脐下 3 寸)之气运用到臂、腕、指上,属意针尖,这就叫"运气于指",当然不是粗暴的力量,而是很稳健地用丹田之气,做轻巧而有力的动作。

练指力的过程中同时可以进行进针和出针的练习。进针时,拇指向前,示、中指向后,同时向下轻轻用力,即可刺入;出针时,示、中指向前,拇指向后,同时轻轻向上提,反复数次,即可提出。

2. 针刺手法练习 在草纸上练习一段指力后,有了基本功夫,再进一步就要练习活力了。可用布缝一小袋,中实棉絮,如小枕头样(或者用细线绕棉花团,外包一层布如球形)。用长、短、粗、细各种毫针刺入,以捻转提插的基本手法,做轻、重、疾、徐和探拨的动作,以练习手指的灵活性。这一阶段就是由拙到巧的过程。所谓疾徐,疾就是快,徐就是慢,是指做基本动作时的速度。所谓轻重,轻就是用力轻,捻转的幅度小,提插的范围浅;重就是用力重,捻转的幅度大,提插的范围深。所谓探拨,是在做基本动作时,将针尖向上下左右拨动,如探索找物样子。

练习这种动作时,其持针法仍如前所述,刺针方向可以做前、后、左、右、上、下、平、斜、直、横等各式动作练习,以便于临床在各种不同的姿势及各个穴道上刺针,为行针得气,进行补泻手法打下基础。这种练习最好是左右手都练,在临床上可以双手同时行针。此外,对之后要介绍的皮内针、皮肤针、三棱针、火针等,都要按其特点进行练习。总之,这一阶段之练习,好像写行书大草,主要在于灵活巧妙,重点练习出入进退之快慢、捻转之幅度、提插之深浅、针刺之方向等。都要练到手随心意,轻巧准确,然后才可以在人身上实际操作。这是学习针灸必须练习的基本功,学者万不可忽视。要知道只会理论不会实践,是眼高手低的医生,不能称为善针者。"大匠能予人以规矩,不能使人巧。"针刺的疗效在于手法,手法的技巧在于练习。针术具有高度的艺术性,必须长期练习,才会熟练。要练到轻巧纯熟,得心应手,才算到家。"练针"作为针灸基本功之一非常重要,一定要下定决心,耐心地反复长期坚持练习。

四、实训要求

1. 实训目的

(1)知识目标:①掌握针刺消毒方法及进针要点;②了解针刺得气,晕针、针刺出血的处理方法。

(2)技能目标:①学会进针的操作规程和进针技巧。②学会无菌操作步骤和单手进针操作手法。

(3)学习态度与价值观(情感):培养学生悲悯为怀、精益求精的大医情怀,锻炼学生团结合作的团队意识。

2. 实训内容　①针刺无菌念及无菌操作步骤。②针包单手进针、行针。

第三节　其他针刺法

一、电针法

电针法是指将毫针刺入腧穴得气后,再通以接近人体生物电的脉冲电流,利用针刺和电的双重刺激,激发调整经络之气,以防治疾病的方法。电针法于 20 世纪 50 年代开始在我国广泛应用,具有省时省力、可客观控制刺激量、提高疗效等优点。

目前采用的电刺激仪器均属脉冲发生器类型,其基本结构包括电源电路、方波发生器电路、控制电路、脉冲主振电路和输出电路 5 个部分。其作用原理是将脉冲电流借助针体导入体内,对机体产生低频电的生理刺激,以发挥不同的治疗作用。

(一)适用范围

电针的适用范围和毫针刺法基本相同,可广泛应用于内、外、妇、儿、五官、骨伤等临床各科。其主要用于治疗各种痛证、痹证、痿证、脏腑功能失调,以及癫狂和神经、肌肉、韧带、关节的损伤性疾病,亦可用于针刺麻醉、预防保健等。

(二)操作方法

电针仪的种类繁多,虽然每种电针仪具有不同的特点,但操作程序基本相同。

1. 选穴　电针法的处方配穴与毫针法相同,一般选用同侧肢体的1～3对穴位为宜。所选腧穴对之连线,以贯通病变部位为佳。在循经选穴基础上,配合神经分布、肌肉起止点进行选穴疗效更佳。

2. 操作程序

(1)先按毫针操作程序,将针刺入穴位,并使之得气。

(2)将电针仪各挡位调"0"。以身体前后正中线为轴,纵向同侧2个穴位为1组,将输出电线的一对电极分别连接在每一组穴位的毫针针柄上。在胸背部穴上使用电针时,不可将2个电极跨接在身体两侧,以免电流回路经过心脏。如遇只需单穴电针时,可将一个电极连于该穴的针柄上,另一个电极接在用水浸湿的纱布上,作无关电极。

(3)打开电源,选好波形,逐渐加大电流强度,以免给患者造成突然的刺激。

(4)通电时间一般为20 min左右。留针期间如感觉刺激减弱,出现"电针耐受"现象,可通过增加刺激强度、间歇通电、每对导线的连接对调等方法加以调整。

(5)结束电针治疗时,应先将电针仪输出电位器退至"0",再关闭电源,取下导线,最后按一般毫针取针方法将针取出。

3. 电流的刺激强度　通常以患者能够承受为宜,应使患者局部肌肉呈节律性收缩,或伴有酸、胀、麻、热等感觉。

4. 疗程　一般7～10次为1个疗程,每个疗程之间间隔3～5 d。每日或隔日治疗1次,急重症患者可每天治疗2次。

(三)刺激参数

电针刺激参数主要有波形、波幅、频率、节律及持续时间等。其中以波形和波幅在治疗中的作用最显著,临床应用时应根据具体病情灵活选择适当的波形和波幅,以提高临床疗效。

1. 波形的选择　单个脉冲电流可以采用不同的方式组合成为连续波、疏密波、断续波、锯齿波等不同波形,进而发挥不同的治疗作用。

(1)连续波:是单位时间内频率保持恒定的一种电流刺激波形。可有连续密波和连续疏波之分。密波,又称为高频电流,频率多为50～100次/s,以抑制作用为主,具有镇痛、镇静、缓解肌肉和血管痉挛等作用。常用于治疗头痛、关节扭伤等病证,也可用于针刺麻醉等。疏波,又称为低频电流,频率为2～5次/s,以兴奋作用为主,能加强肌肉收缩,提高肌肉韧带的张力。常用于治疗痿证和各种肌肉、关节、韧带、肌腱损伤等病证。

(2)疏密波:是单位时间内疏波、密波交替出现的一种电流刺激波形。疏、密波交替持续的时间约为1.5 s,以兴奋作用为主,可增强新陈代谢,促进血液循环,改善组织营养,消除炎性水肿。常用于治疗关节扭挫伤、关节周围炎、肌肤麻木、坐骨神经痛、面瘫、肌无力、局部冻伤等病证。

（3）断续波：是单位时间内节律性地间断出现的一种电流刺激波形。断、续交替时间约为1.5 s，以兴奋作用为主，能提高肌肉组织的兴奋性，尤其对横纹肌有良好的刺激收缩作用。常用于治疗痿证、瘫痪等病证。

（4）锯齿波：是单位时间内脉冲波幅按锯齿形自动改变的一种电流刺激波形。频率多为16～20次/min，接近人体的呼吸频率。临床上可用于刺激膈神经、配合抢救呼吸衰竭等。

2. 波幅的选择　刺激强度主要取决于波幅的高低，多以峰值电压表示，一般不超过20 V，以电流表示，则不超过2 mA。一般而言，当波幅调整到一定强度时，患者会产生刺痛感，此时的电流强度称为"感觉阈"。如电流强度再稍增加，患者会突然产生刺痛感，此时的电流强度称为"痛阈"。适宜的电针刺激强度在此两者之间，并以患者可以耐受为度。

（四）注意事项

使用电针仪前必须检查其性能是否良好，输出值是否正常。调节电针电流时，应逐渐从小到大，不可突然增强，以防止引起肌肉强烈收缩，造成弯针、折针或晕针等，年老体弱、精神紧张者尤应注意。电针仪器最大输出电压在40 V以上者，最大输出电流应限制在1 mA以内，以防止发生触电事故。过温针灸之后的毫针不宜用作电针，因其表面氧化、质地变脆、导电性下降，容易引发事故。应避免电针电流回路经过心脏。安装心脏起搏器者，应禁用电针。孕妇慎用电针。

二、头针法

头针法，又称头皮针法，是指采用毫针或其他针具刺激头部特定部位，以防治疾病的方法。其理论依据有二：一是中医脏腑经络理论，二是大脑皮质功能定位。头针法是在传统针灸理论基础上发展而来的。《素问·脉要精微论》指出："头者，精明之府。"头为诸阳之会，手足六阳经皆上循于头面，所有阴经经别和阳经相合后亦上达于头面。头针治疗疾病的记载始于《黄帝内经》，后世《针灸甲乙经》《针灸大成》等文献记载头部腧穴治疗全身疾病的内容则更加丰富。随着医学理论的发展和临床实践的积累，头针的穴线定位、适用范围和刺激方法渐成体系，头针已成为世界范围针灸临床常用的治疗方法之一。为促进头针应用的发展与研究，1984年世界卫生组织西太区会议通过了中国针灸学会依照"分区定经，经上选穴，结合传统穴位透刺方法"的原则拟定的《头皮针穴名标准化国际方案》，2008年国家质量监督检验检疫总局和国家标准化管理委员会再次颁布和实施了国家标准《针灸技术操作规范第2部分：头针》。

（一）适用范围

头针法临床适应证较广泛，尤以脑源性疾病为主（以神经、精神科疾病为主）。

1. 中枢神经系统疾患　包括脑血管病引起的偏瘫、失语、假性延髓性麻痹，小儿神经发育不全和脑性瘫痪，颅脑外伤后遗症，脑炎后遗症，癫痫，舞蹈病，帕金森病等。

2. 精神病症　如精神分裂症、紧张综合征、更年期精神紊乱、抑郁症、癔症、失眠等。

3.疼痛和感觉异常　如头痛、三叉神经痛、肩周炎、腰腿痛等各种急、慢性疼痛病症,亦可用于多发性神经炎引起的肢体远端麻木,以及皮肤瘙痒症、荨麻疹、皮炎等。

4.皮质内脏功能失调　如高血压、冠心病、溃疡病、男子性功能障碍、妇女功能性月经不调,以及神经性呕吐、功能性腹泻、脱发、眩晕、耳鸣等。

(二)标准头穴线的定位和主治

标准头穴线均位于头皮部位,按颅骨的解剖名称分为额区、顶区、颞区和枕区 4 个区,以及 14 条标准线(左侧、右侧、中央共 25 条)。各区定位及主治在本套教材《中医康复治疗技术》中会有详细讲解,这里我们仅举例介绍。

1.额中线　位于头前部,从神庭穴向前引一条长 1 寸的直线(神庭穴位于前发际正中发际直上 0.5 寸)。其主治癫痫、精神失常、鼻病等。

2.顶中线　位于头顶部,从百会穴向前引一条长 1.5 寸的直线(百会穴位于前发际正中直上 5 寸)。其主治腰腿足病,如瘫痪、麻木、疼痛,以及皮质性多尿、脱肛、小儿夜尿、高血压、头顶痛等。

3.枕下旁线　位于后头部,从玉枕穴向下引一条长 2 寸的直线(玉枕穴位于后发际正中直上 2.5 寸,旁开 1.3 寸,约平枕外隆凸上缘的凹陷处)。其主治小脑疾病引起的平衡障碍、后头痛等。

(三)操作方法

1.穴位选择　单侧肢体疾病,选用对侧头穴线;双侧肢体疾病,选用双侧头穴线;内脏、全身疾病,一般双侧取穴;脑源性疾病,一般取对侧头穴线。如中风后遗症左侧下肢瘫痪,可取右侧顶颞前斜线的上 1/5。

2.体位　根据患者病情、治疗要求和施术部位,可取站位、坐位或卧位。

3.进针方法　局部常规消毒后,一般选用 28 ~ 30 号长 1.0 ~ 1.5 寸的毫针。针与头皮呈 30°,快速将针刺入头皮下,当针尖达到帽状腱膜下层时,指下感到阻力减小,然后使针与头皮平行,继续捻转进针,根据不同穴区可刺入相应深度。

4.针刺手法　头针手法以捻转为主。一般以拇指掌面和示指桡侧面夹持针柄,以示指的掌指关节快速连续屈伸,使针身左右旋转,捻转速度为每分钟 200 次左右。进针后持续捻转 2 ~ 3 min,留针 20 ~ 30 min,留针期间反复操作 2 ~ 3 次即可起针。按病情需要可适当延长留针时间,偏瘫患者留针期间嘱其活动肢体(重症患者可做被动活动),有助于提高疗效。一般经 3 ~ 5 min 刺激后,部分患者在病变部位会出现热、麻、胀、抽动等感应。进针后亦可用电针仪刺激,电针输出频率一般为 200 ~ 300 次/min,波形选择可参考"电针法"部分,刺激强度根据患者的反应而定。

5.起针　刺手夹持针柄轻轻捻转松动针身,押手固定穴区周围头皮,如针下无紧涩感,可快速抽拔出针,也可缓慢出针。出针后需用消毒干棉签按压针孔片刻,以防出血。

6.疗程　每日或隔日针 1 次,10 次为 1 个疗程,休息 5 ~ 7 d 再做下一疗程的治疗。

(四)注意事项

因为头部有毛发,故必须严格消毒,以防感染。由于头针的刺激较强,刺激时间较长,医者必须注意观察患者面部表情,以防晕针。婴儿由于颅骨缝骨化不完全,不宜采用头针治疗。中风患者,急性期如因脑出血出现昏迷、血压过高时,暂不宜采用头针治疗,须待血压和病情稳定后方可做头针治疗。如因脑血栓形成引起偏瘫者,宜及早采用头针治疗。凡有高热、急性炎症和心力衰竭时,一般慎用头针治疗。头颅手术部位及头皮严重感染、溃疡和创伤处不宜针刺。由于头皮血管丰富,进针过程中遇到阻力或患者感到疼痛时,应稍退针,略改变方向再进针。起针后必须用消毒干棉签按压针孔片刻,以防出血。

三、三棱针法

三棱针法是用三棱针刺破血络或腧穴,放出适量血液,或挤出少量液体,或挑断皮下纤维组织,以治疗疾病的方法。三棱针古称"锋针",为九针之一,是一种"泻热出血"的常用工具。《灵枢·九针十二原》明确提出了"宛陈则除之,去血脉也"的原则。《灵枢·官针》称之为"络刺""赞刺""豹纹刺"等,现代又称之为"刺血疗法"。三棱针多由不锈钢材料制成,针长约6 cm,针柄稍粗呈圆柱体,针身呈三棱状,尖端三面有刃,针尖锋利。针具多采用高压蒸汽灭菌法消毒备用,或选用一次性针具。

(一)适用范围

三棱针放血疗法具有通经活络、开窍泻热、调和气血、消肿止痛等作用。临床上应用范围广泛,多用于治疗实证、热证、瘀血、疼痛等,如高热、中暑、中风闭证、咽喉肿痛、目赤肿痛、顽癣、痈疖初起、扭挫伤、疳证、痔疮、顽痹、头痛、丹毒、指(趾)麻木等。

(二)操作方法

1.持针方法 一般医者以右手持针,用拇、示指捏住针柄,中指指腹紧抱针身下端,针尖露出3~5 mm。

2.刺法 三棱针的针刺方法一般分为点刺法、散刺法、刺络法、挑刺法4种。

(1)点刺法:指点刺腧穴放出少量血液或挤出少量液体以治疗疾病的方法。此法多用于四肢末端及肌肉浅薄的部位,如十宣、十二井穴和耳尖及头面部的太阳、印堂、委中等穴。操作时,医者先在点刺穴位的上下用手指向点刺处推挤、揉按,使血液积聚于点刺部位,继而常规消毒,再用左手固定点刺部位,右手持针对准已消毒的部位迅速刺入1~2 mm,轻轻挤压针孔周围,使出血少许,然后用消毒干棉球按压针孔止血。

(2)散刺法:又称豹纹刺,是在病变局部及其周围进行连续点刺放出适量血液以治疗疾病的方法。此法多用于治疗局部劳损、麻木不仁、局部瘀血、血肿或浮肿、顽癣等病证。操作时,根据病变部位的大小,可以刺10~20针。由病变外缘呈环形向中心点刺,点刺后可配合挤压或拔罐等方法,以促使瘀血或浮肿的消除,达到祛瘀生新、通经活络的目的。

(3)刺络法:即刺入浅表血络或静脉放出适量血液以治疗疾病的方法。此法多用于曲泽、委中等肘膝关节附近有较明显浅表血络或静脉的部位。常用于治疗急性吐泻、中暑、发热等病证。操作时,先用胶皮止血带在针刺部位上端(近心端)结扎,常规消毒放血部位,再以左手拇指按压在针刺部位下端,右手持三棱针对准针刺部位的静脉,斜向上刺入脉中 2~3 mm 后迅速出针,放出一定量的血液,待出血停止后,用消毒干棉球按压针孔止血。出血时,也可轻轻按压静脉上端,以助瘀血排出、毒邪得泻。

(4)挑刺法:即用三棱针挑断穴位皮下纤维样组织以治疗疾病的方法。此法常用于身体比较平坦的利于挑提牵拉的部位,如背俞穴。此法多用于治疗肩周炎、胃病、颈椎病、失眠、支气管哮喘、血管神经性头痛等顽固性、反复发作性疾病。操作时,医者先消毒好针刺部位,再用左手按压施术部位两侧,或捏起皮肤,使皮肤固定,右手持针迅速刺入皮肤 1~2 mm,随即将针身倾斜挑破表皮,再刺入 5 mm 左右,将针身倾斜并使针尖轻轻挑起,挑断皮下白色纤维样组织,尽量将施术部位的纤维样组织挑尽,然后出针,覆盖消毒敷料。由于挑提牵拉伴有一定的疼痛感,可预先进行局部表浅麻醉。

3.出血量及疗程 每日或隔日治疗 1 次,1~3 次为 1 个疗程,出血量多者,每周治疗 1~2 次。一般每次出血量以数滴至 3~5 mL 为宜。

(三)注意事项

严格消毒,防止感染。点刺时手法宜轻、稳、准、快,不可用力过猛,防止刺入过深,创伤过大,损害其他组织。一般出血量不宜过多,针对血络的放血方法应避免伤及动脉。三棱针刺激较强,治疗过程中需注意患者体位要舒适,以免发生晕针。体质虚弱者、孕妇、产后及有自发性出血倾向者,不宜使用本法。

四、耳针法

耳针法是指采用针刺或其他方法刺激耳穴,以诊断和防治疾病的一类方法。耳针法以耳穴为刺激部位,耳穴分布在耳郭上的一些特定区域。耳针法治疗范围较广,操作方便,对疾病诊断也有一定的参考价值。运用耳穴治疗疾病的历史很悠久,《灵枢·五邪》记载:"邪在肝,则两胁中痛……取耳间青脉以去其掣。"《灵枢·厥病》称:"耳聋无闻,取耳中。"唐代《备急千金要方》中有取耳穴治疗黄疸、寒暑疫毒等病的记载。后世文献常见用针、灸、熨、按摩、耳道塞药等方法刺激耳郭,以防治疾病的记载,亦有以望、触耳郭的方法以诊断疾病的论述。为了便于交流和研究,我国制定了《耳穴名称与定位》(中华人民共和国国家标准 GB/T 13734—2008),这里不再详述。

(一)适用范围

1.诊查疾病 疾病发生时往往会在耳郭的相应区域出现不同的病理反应(阳性反应),如皮肤色泽、形态改变,局部压痛明显,耳穴电阻下降等。对这些病理反应点进行诊查,既可以结合临床症状辅助诊断,又可以为拟定耳穴处方提供依据。常用的耳穴诊查方法有以下 3 种。

(1)望诊法:在自然光线下,用肉眼或放大镜直接观察耳郭有无变形或变色等征象,如脱屑、丘疹、硬结、水疱、充血、色素沉着以及血管的形状、颜色变异等。

(2)压痛法:用弹簧探棒、毫针针柄或火柴棒等,以均匀的压力,在与疾病相应的耳郭部位,从周围逐渐向中心探压;或自上而下、自外而内对整个耳郭进行普查。当探查至痛点时,患者会出现皱眉、眨眼、呼痛或躲闪等反应。

（3）皮肤电阻测定法:用耳穴探测仪测定耳郭皮肤电阻、电位等变化。如电阻值降低,形成良导点者,一般即为病理反应点。

2. 治疗疾病　在中医康复临床中,耳针应用非常广泛。可治疗疼痛性疾病、炎性疾病及传染性疾病、功能紊乱性疾病、过敏及变态反应性疾病、内分泌代谢紊乱性疾病等多系统、多种类疾病。如各种外伤性疼痛,神经性疼痛,内脏痛,各种急、慢性炎症,各脏器神经官能症,各种过敏性疾病等。此外,耳针可用于催乳、催产,预防和治疗输血、输液反应,还可用于美容、戒烟、戒毒、延缓衰老、防病保健等。

（二）选穴原则

1. 按相应部位选穴　即选用与病变部位相对应的耳穴。如胃病取胃穴,痤疮取面颊穴等。

2. 按脏腑辨证选穴　根据脏腑理论,按各脏腑的生理功能和病理反应辨证取穴。如脱发取肾穴,皮肤病取肺、大肠穴等。

3. 按经络辨证选穴　根据十二经脉循行和其病候取穴。如坐骨神经痛取膀胱或胰胆穴,牙痛取大肠穴等。

4. 按西医理论选穴　耳穴中一些穴名是根据西医理论命名的,如交感、肾上腺、内分泌等。这些穴位的功能基本与西医理论一致,选穴时应予以考虑。如炎性疾病取肾上腺穴。

5. 按临床经验选穴　临床实践发现有些耳穴具有治疗本部位以外疾病的作用,如外生殖器穴可以治疗腰腿痛。

（三）操作方法

耳针所使用的刺激方法较多,目前临床常用的方法主要有以下几种。

1. 毫针法

（1）选穴和消毒:根据病情选择拟针刺耳穴(包括用探棒或耳穴探测仪所测得的敏感点)。针刺前必须以0.5%~1.0%的碘附严格消毒耳穴。

（2）进针和行针:患者一般采用坐位,年老体弱、病重或精神紧张者宜采用卧位。针具选用26~30号0.3~0.5寸的不锈钢毫针。进针时,医者押手固定耳郭,刺手拇、示指持针,用快速插入的速刺法或慢慢捻入的慢刺法进针。针刺深度以0.1~0.3 cm为宜,可刺入皮下或软骨浅层。进针后,如局部感应强烈,患者症状往往有即刻减轻感;如局部无针感,应调整针刺的方向、深度和角度,或以捻转法行针,刺激强度和手法依患者病情、体质、证型、耐受度等综合考虑。

（3）留针和出针:得气后留针一段时间,慢性病、疼痛性疾病留针时间适当延长。留针期间可间隔10~15 min行针1次。出针时,医者一手固定耳郭,另一手将针拔出,再用无菌干棉球或棉签按压针孔,以免出血。

2. 电针法　毫针针刺获得针感后,连接电针仪进行治疗,具体操作参照电针法。通电时间一般以10~20 min为宜。电针法适用于神经系统疾患、内脏痉挛、哮喘等的治疗。

3. 埋针法　是将撳钉型皮内针埋入耳穴以防治疾病的方法,主要用于慢性疾病和疼痛性疾病,其刺激持续时间长,有巩固疗效和防止复发的作用。操作时,耳穴常规消毒后,医者押手固定耳郭,刺手用镊子或止血钳夹住揿钉型皮内针针柄,轻轻将其刺入所选耳穴,再用医用胶布固定并适度按压。一般选用患侧耳郭,必要时双耳同时埋针。每次留针 1～3 d,留针期间嘱患者每日自行按压 3 次。起针时应再次消毒埋针部位。

4.压丸法　是使用丸状物贴压耳穴以防治疾病的方法。此法能持续刺激穴位,疼痛轻微,无副作用,是目前最常用的方法。操作时,耳郭常规消毒,医者一手固定耳郭,另一手用镊子夹取耳穴压丸贴片,贴压耳穴并适度按揉。宜留置 3～5 d,根据病情嘱患者定时按揉。压丸材料多为王不留行籽、油菜籽、小米、莱菔子等表面光滑、大小和硬度适宜、易于获取的丸状物。目前,临床上广泛使用的是王不留行籽和磁珠。应用时,将药丸贴附在 0.6 cm×0.6 cm 大小医用胶布中央,用镊子夹住胶布,贴敷在选用的耳穴上。刺激强度视患者情况而定,一般儿童、孕妇、年老体弱者、神经衰弱者用轻刺激,急性疼痛性病证宜用强刺激。

5.刺血法　是用针具点刺耳穴出血以防治疾病的方法。常用于头面部炎性疾病和疼痛性疾病,有清热解毒、行气活血的作用。刺血前应按摩耳郭使针刺部位充血,常规消毒。操作时医者押手固定耳郭,刺手持针点刺耳穴,挤压使之适量出血。施术后用无菌干棉球或棉签压迫止血,止血后再次消毒刺血处。

6.穴位注射法　是将微量药物注入耳穴的治疗方法。一般使用 1 mL 注射器和26 号注射针头,依病情选用相应的药物和耳穴。操作时,押手固定耳郭,刺手持注射器刺入已消毒的耳穴皮内或皮下,缓缓推入 0.1～0.3 mL 药物,耳郭可有痛、胀、红、热等反应。注射完毕,用无菌干棉球轻轻按压针孔。

（四）注意事项

除遵循针灸施术的注意事项外,运用耳针法还应注意以下几点。①针刺后如果针孔发红、肿胀,应及时涂碘酊消毒,防止化脓性软骨膜炎的发生。②湿热天气,耳穴压丸、埋针留置时间不宜过长,耳穴压丸宜 3～5 d,耳穴埋针宜 1～3 d。③对普通胶布过敏者宜改用脱敏胶布。④耳穴刺血施术时,医者应避免接触患者血液。⑤对扭伤和运动障碍的患者,进针后嘱其适当活动患部,有助于提高疗效。

五、皮内针法

皮内针法是将特制的小型针具刺入并固定于腧穴部位的皮内或皮下做较长时间的留针,通过其柔和而较长时间的刺激,达到调整经络脏腑功能、防治疾病目的的方法,又称埋针法。本法具有操作简便、作用持久等特点。

皮内针包括颗粒型和揿钉型两种。其中颗粒型（麦粒型）的针身长约 1 cm,针柄形似麦粒或呈环形,针身与针柄呈一直线;揿钉型（图钉型）的针身长 0.2～0.3 cm,针柄呈环形,针身与针柄呈垂直状。也有将揿钉型皮内针的针柄制成 L 形,然后用防水透气胶布单个灭菌包装使用的,称清铃揿针,其针身长 0.3～2.0 mm。

（一）适用范围

本法常用于治疗慢性顽固性疾病，以及反复发作的疼痛性疾病，如高血压、神经衰弱、三叉神经痛、偏头痛、面肌痉挛、眼睑瞤动、哮喘、胃脘痛、胆绞痛、关节痛、扭挫伤、月经不调、痛经、遗尿等病证。

（二）操作方法

本法选穴多以易于固定且不妨碍患者正常活动的腧穴为主，一般用于胸背部、四肢部和耳部穴位，根据欲刺入深度选择不同类型针具进行操作。操作时，医者先将皮内针、镊子和施术部位进行严格的消毒，不同皮内针的刺法如下。

1. 颗粒型皮内针法　所选腧穴常规消毒，医者以左手拇、示指在穴位两侧撑压皮肤，右手用小镊子夹住针柄，将针斜向刺入真皮内 0.5 ~ 0.8 cm，然后在皮肤与未刺入的部分针身、针柄之间，贴一块 0.5 cm×0.5 cm 的方形胶布，最后再用一块较大的透气胶带覆盖在针具之上，将其固定即可。针刺方向一般与经脉循行方向呈十字形交叉状。此法常用于胸背、四肢等部位。例如肺俞所在经脉的循行是自上而下，针则自左向右或自右向左地横刺，使针与经脉呈十字形交叉状。

2. 揿钉型皮内针法　所选穴位常规消毒，医者以左手拇、示指在穴位两侧撑压皮肤，右手以小镊子或持针钳夹住针柄，将针尖对准选定的穴位，轻轻刺入，然后以 0.5 cm×0.5 cm 的小方块胶布粘贴固定即可；或将针柄黏放在预先剪好的 0.5 cm×0.5 cm 的小方块胶布上，医者手执胶布将针按压于选定穴位上即可。此法常用于面部、耳部腧穴。清理揿针的操作则相对简单，所选穴位常规消毒后，将备好的皮内针撕开，拆下密封纸将塑料容器向后折，用拇指和示指夹紧其中一半剥离纸和胶布，将它们一并从另一半剥离纸分开，并从塑料容器中取出，将针直接对准已消毒好的所选穴位皮肤上，除去剥离纸，将胶布压好以确保黏附稳妥即可。

3. 疗程　皮内针的埋藏时间一般为 3 ~ 5 d，最长可达 1 周，视不同季节、温度适当调整。若天气炎热，留针时间不宜过长，以 1 ~ 2 d 为宜，以防感染。留针期间，可嘱咐患者每日自行按压埋针处 2 ~ 3 次，每次 1 ~ 2 min，以加强刺激强度，提高治疗效果。

（三）注意事项

关节附近不可埋针，因活动时会疼痛。胸腹部因呼吸时会活动，亦不宜埋针。埋针后，如患者感觉疼痛或妨碍肢体活动，应将针取出，改选其他穴位重新操作。埋针期间，避免埋针处出汗、浸水等。固定胶布以微孔透气纸胶带为佳。

六、皮肤针法

皮肤针法是运用皮肤针叩刺体表一定部位（或腧穴），使叩刺部位皮肤充血红晕或渗出微量血液，以防治疾病的一种方法。皮肤针法由《灵枢·官针》之"半刺""浮刺""毛刺"等刺法发展而来，其作用机制源于《素问·皮部论》之"凡十二经络脉者，皮之部也，是故百病之始生也，必先于皮毛"等论述。皮肤针一般由针头和针柄两部分组成。针头端形似莲蓬状,缀有数枚不锈钢短针。针柄分为硬柄和软柄两种,一般用树脂材料制成,长 15 ~ 19 cm。根据针头所嵌短针的数目不同,又分别称为梅花针(5 支短针)、七星针(7 支短针)、罗汉针(18 支短针)等。

(一)适用范围

皮肤针法具有通经活络、消肿止痛、祛风除湿、开窍泄热、调和气血等作用,广泛应用于临床各科,用以治疗功能失调性疾病疗效更佳,对器质性病变也有一定的疗效,如近视、视神经萎缩、感冒、咳喘、乳蛾、慢性肠胃病、便秘、头痛、眩晕、失眠、腰痛、肌肤麻木不仁、痹证、痛经、皮神经炎、斑秃、智力障碍儿童等。

(二)操作方法

1.叩刺部位
(1)循经叩刺:是指沿着与疾病有关的经脉循行路线进行叩刺的方法。常用于项、背、腰、骶等部位,以督脉、足太阳膀胱经为主;其次是四肢肘、膝以下部位,以足三阴、足三阳经特定穴所在的循行部位为主。
(2)穴位叩刺:是指选取与所治病证相关的穴位进行叩刺的方法。常用于特定穴、华佗夹脊穴、阿是穴和阳性反应点。
(3)局部叩刺:是指针对病变局部进行叩刺的方法。常用于治疗头面五官疾病、关节扭伤、局部肿胀、肌肤麻木不仁等。
2.持针方法 可分为硬柄持针法和软柄持针法两种。硬柄持针法是以右手拇、中指夹持针柄,示指伸直按压在针柄中段上面,环指和小指团住针柄,将其固定于小鱼际处握牢;软柄持针法则是采用拇指在上、示指在下的方法夹住针柄,其余手指呈握拳状将其固定于掌心。
3.叩刺方法 施术部位常规消毒后,医者按上述方法持针,将针头平对叩刺部位,借用腕力叩打皮肤,并迅即弹起,反复进行,以皮肤充血红晕为度。操作要点是用力均匀、速度均匀;借用腕力,即叩即起;针尖起落方向垂直于叩刺部位。
4.刺激强度 刺激强度分为以下 3 种,应根据患者体质、病情、年龄、叩打部位的不同灵活选用。
(1)弱刺激:叩刺力度小,针尖接触皮肤时间较短,施术部位皮肤微潮红,无明显出血点或渗出,患者无痛感。适用于老年人、久病体弱者、孕妇、儿童,以及头、面、五官等肌肉浅薄部位。
(2)强刺激:叩刺力度大,针尖接触皮肤时间略长,施术部位有较明显的出血点或渗出,患者有较强的痛感。适用于年壮体强者,以及肩、背、腰、臀、四肢等肌肉丰厚部位。
(3)中刺激:叩刺的力度介于弱、强刺激之间,施术部位皮肤潮红,有少量出血点或渗出,患者稍感疼痛。适用于大多数患者和身体一般部位。
5.疗程 每日或隔日 1 次,10 次为 1 个疗程,每个疗程之间间隔 3 ~ 5 d。

(三)注意事项

针具要经常检查,注意针尖有无毛钩,针面是否整齐。叩刺后皮肤如有出血点或渗出,需用消毒干棉球擦拭干净,并嘱患者保持针刺部位清洁,以防感染。叩刺时要保持针尖的平正,避免针尖斜向刺入和向后拖拉起针,以减轻疼痛。局部皮肤有创伤、溃疡、瘢痕、不明肿物等,不宜使用本法。急重病证、传染性疾病等也不宜使用本法。

七、实训要求

1. 实训目的

(1)知识目标:①掌握针刺不同部位时体位的选择方法。②掌握定穴与揣穴的手法。③掌握针刺进针、行针和出针的基本手法。④掌握针刺消毒。

(2)技能目标:①学会穴位的定位、取法、刺法、主治,便于特殊情况下使用。②通过情境教学法,引入病例场景,学生可以学会康复临床思维方法,学会理论联系实际,提高分析问题、解决问题的能力。

(3)学习态度与价值观(情感):培养学生悲悯为怀、精益求精的大医情怀,锻炼学生团结合作的团队意识。

2. 实训内容　①针灸时不同体位的选择方法。②定穴与揣穴的手法及针刺消毒。③针刺进针、行针和出针的基本手法。

第四节　灸　法

灸,灼烧的意思。灸法是以艾绒为主要燃烧材料,烧灼、熏熨体表的病变部位或腧穴,通过经络腧穴的作用,达到防治疾病的一种方法。灸法古称"灸焫"。《医学入门·针灸》说:"凡病药之不及,针之不到,必须灸之。"说明灸法与针药相互补充,相辅相成。施灸的原料很多,但以艾叶为主,因其气味芳香,辛温味苦,容易燃烧,火力温和,故为施灸佳料。《名医别录》载:"艾味苦,微温,无毒,主灸百病。"

一、艾灸

1. 施灸的先后顺序　古人对于施灸的先后顺序有明确的论述,如《备急千金要方·灸例第六》说:"凡灸,当先阳后阴……先上后下。"《明堂灸经》也说:"先灸上,后灸下;先灸少,后灸多。"这是说应先灸阳经,后灸阴经;先灸上部,再灸下部;就壮数而言,先灸少而后灸多;就大小而言,先灸艾炷小者而后灸大者。但临床上需结合病情,灵活应用,不能拘泥不变。如脱肛的灸治,则应先灸长强以收肛,后灸百会以举陷,便是先灸下而后灸上。此外,施灸应注意在通风的环境中进行。

2. 施灸的禁忌　面部穴位、乳头、大血管等处均不宜使用直接灸,以免烫伤形成瘢痕。关节活动部不适宜用化脓灸,以免化脓溃破,不易愈合,甚至影响功能活动。一般空腹、过饱、极度疲劳和对灸法恐惧者,应慎施灸。对于体弱患者,灸治时艾不宜过大,刺激量不可过强,以防晕灸。一旦发生晕灸,应立即停止施灸,并及时处理,其方法同晕针。

身体过于虚弱,或有糖尿病、皮肤病的患者不宜使用瘢痕灸。孕妇的腹部和腰骶部不宜施灸。施灸过程中要防止燃烧的艾绒脱落烧伤皮肤和衣物。

3.灸后的处理　施灸过量,时间过长,局部出现水疱,只要不擦破,可任其自然吸收;如水疱较大,可用消毒毫针刺破水疱,放出水液,再涂以甲紫(龙胆紫);瘢痕灸者,在灸疮化脓期间,疮面切勿用手抓,应保护痂皮,并保持清洁,防止感染。

二、直接灸

(一)艾炷灸

将艾炷放在穴位上施灸称为艾炷灸。艾炷灸可分为直接灸和间接灸两种。下面主要介绍直接灸。直接灸又称明灸、着肤灸,即将艾炷直接置放在皮肤上施灸的一种方法。根据灸后对皮肤刺激的程度,分为无瘢痕灸和瘢痕灸两种。

1.无瘢痕灸　又称非化脓灸,临床上多用中、小艾炷。施灸前先在施术部位涂以少量凡士林,以增加黏附性,然后放置艾炷,从上端点燃,当燃至2/5左右、患者感到烫时,用镊子将艾炷夹去,换炷再灸,一般3~7壮,以局部皮肤充血、红晕为度。因施灸后皮肤不致起疱,不留瘢痕,故名。此法适用于慢性虚寒性疾病,如眩晕、慢性腹泻、风寒湿痹等。

2.瘢痕灸　又称化脓灸,临床上多用小艾炷,亦有用中艾炷者。施灸前先在施术部位少量涂以大蒜汁,以增加黏附性和刺激作用,然后放置艾炷。从上端点燃,当烧近皮肤时患者有灼痛感,可用手在穴位四周拍打以减轻疼痛。应用此法一般每壮艾炷须燃尽后除去灰烬,方可换炷,按前法再灸,可灸3~9壮。灸毕,在施灸穴位上贴敷消炎药膏,1周左右可化脓(脓液色白、清、稀)形成灸疮。灸疮5~6周愈合,留有瘢痕,故称瘢痕灸。在灸疮化脓期间,需注意局部清洁,每天换药膏1次,以避免继发感染(脓液黄稠)。《针灸资生经·治灸疮》说:"凡着艾得疮,所患即瘥,如不发,其病不愈。"可见灸疮的发和不发与疗效有密切关系。因此,应叮嘱患者多吃羊肉、豆腐等营养丰富的食物以促进灸疮的透发。就灸疮而言,是局部组织烫伤后的无菌性化脓现象,可对穴位局部产生持续性刺激,有治病保健作用。此法在临床常用于治疗哮喘、慢性胃肠病、瘰疬病等,但由于灸后遗有瘢痕,故灸前必须征求患者的同意。

(二)艾条灸

又称艾卷灸,即用桑皮纸包裹艾绒卷成圆筒形的艾卷,也称艾条,将其一端点燃,对准穴位或患处施灸的一种方法。有关艾卷灸的最早记载,见于明代朱权的《寿域神方》一书,其中有"用纸窦卷艾,以纸隔之点穴,于隔纸上用力实按之,待腹内觉热,汗出即瘥"的记载。后来发展为在艾绒内加进药物,再用纸卷成条状艾卷施灸,名为"雷火针"和"太乙针"。在此基础上又演变为现代的单纯艾条灸和药物艾条灸。按操作方法艾条灸可分为悬灸、实按灸两种。

1.悬灸　按其操作方法不同又可分为温和灸、雀啄灸、回旋灸等。

(1)温和灸:将艾条的一端点燃,对准应灸的腧穴或患处,在距离皮肤2~3 cm处进行熏烤，以患者局部有温热感而无灼痛为宜。一般每穴灸 10～15 min，至皮肤红晕为度。如果遇到局部知觉减退患者或小儿等，医者可将示、中指置于施灸部位两侧，这样可以通过医者的手指来测知患者局部受热程度，以便随时调节施灸时间和距离，防止烫伤。临床应用广泛，适用于一切艾灸主治病症。

（2）雀啄灸：施灸时，艾条点燃的一端与施灸部位皮肤之间的距离并不固定，而是像鸟雀啄食一样，一上一下施灸，以给施灸局部一个变量的刺激。临床多用于晕厥急救、小儿疾患、胎位不正、无乳汁等。此法热感较强，注意防止烧伤皮肤。

（3）回旋灸：施灸时，艾条点燃的一端与施灸部位的皮肤之间虽保持一定的距离，但不固定，而是向左右方向移动或反复旋转地施灸。临床多用于风寒湿痹及瘫痪。

2. 实按灸　施灸时，先在施灸腧穴部位或患处垫上布或纸数层，然后将药物艾条等点燃，趁热按在施术部位，使热力透达深部。若艾火熄灭，再点再按。或者以 6～7 层包裹艾火熨于穴位。若火熄灭，再点再熨。

最常用的为太乙针灸和雷火针灸，其适用于风寒湿痹、痿证和虚寒证。之所以称为"针"，是因为操作时，将药艾条实按在穴位上，犹如针刺，故名。

（1）太乙针灸：药灸绒由艾绒 100 g，硫黄 6 g，麝香、乳香、没药、松香、桂枝、杜仲、枳壳、皂角、细辛、川芎、独活、穿山甲（鳖甲代）、雄黄、白芷、全蝎各 1 g，研成细末和匀组成。先取药灸绒 24 g，均匀铺在 30 cm×30 cm 桑皮纸上，次取药末 6 g，均匀掺在艾绒里，然后卷紧如爆竹状，外用鸡蛋清涂抹，再糊上桑皮纸 1 层，两头留空 3 cm，捻紧即成。

（2）雷火针灸：药灸绒由艾绒 100 g，沉香、木香、乳香、茵陈、羌活、干姜、穿山甲（鳖甲代）各 9 g，麝香少许，研为细末组成。其制作方法与太乙针灸相同。

三、间接灸

间接灸又称隔物灸、间隔灸，即在艾炷与皮肤之间用某种物品隔垫而施灸的一种方法。隔物灸法种类很多，广泛用于治疗临床各种病症。所隔的物品有动物、植物和矿物类中药。药物因病证而异，既有单方，又有复方。由于间隔灸可发挥艾灸和药物的双重作用，故有较好的治疗效果。现将临床常用的几种方法介绍如下。

1. 火龙灸（隔姜灸）　将鲜生姜切成直径 2～3 cm、厚 0.2～0.3 cm 的薄片，中间以针穿刺数孔，上置艾炷放在应灸的部位，然后点燃施灸。当艾炷燃尽后，可易炷再灸，以皮肤红晕而不起疱为度。在施灸过程中，若患者感觉灼热不可忍受，可将姜片向上提起，或缓慢移动姜片。此法应用很广，多用于因寒而致的呕吐、腹痛、泄泻、风寒湿痹和外感表证等。

2. 隔蒜灸　将鲜大蒜头切成厚 0.2～0.3 cm 的薄片，中间以针穿刺数孔，上置艾炷放在应灸的腧穴部位或患处，然后点燃施灸，待艾炷燃尽，易炷再灸。因大蒜液对皮肤有刺激性，灸后容易起疱，若不欲起疱，可将蒜片向上提起，或缓慢移动蒜片。此法多用于治疗瘰疬、肺结核、腹中积块及未溃疮疡等疾病。此外，尚有一种自大椎穴起至腰俞穴铺敷蒜泥，上置艾炷施灸的铺灸法，因形似长蛇，故名长蛇灸。民间用于治疗虚劳、顽痹等病证。

3. 隔盐灸　因本法只用于脐部，又称神阙灸。用纯净干燥的食盐填敷于脐部，使其与脐平,上置艾炷施灸,患者稍感灼痛,即更换艾炷。也可于盐上放置姜片后再施灸。此法有回阳、救逆、固脱之功,但需连续施灸,不拘壮数,以待脉起、肢温、证候改善。临床上常用于治疗急性寒性腹痛、吐泻、痢疾、小便不利、中风脱证等。

4.隔附子饼灸　以附子片或附子药饼作间隔物。药饼的制法是将附子研成细末,以黄酒调和,制成直径约3 cm、厚约0.8 cm的附子饼,中间以针穿刺数孔,上置艾炷,放在应灸腧穴或患处,点燃施灸。由于附子辛温大热,有温肾补阳的作用,故多用于治疗命门火衰而致的阳痿、早泄、遗精、宫寒不孕和疮疡久溃不敛的病证。

四、温针灸

温针灸是针刺与艾灸相结合的一种方法,适用于既需要针刺留针,又需要施灸的疾病。在针刺得气后,将针留在适当的深度,在针柄上穿置一段长约2 cm的艾条施灸,或在针尾上搓捏少许艾绒点燃施灸,直待燃尽,除去灰烬,每穴每次可施灸1～3壮,施灸完毕再将针取出。此法是一种简便易行的针和灸并用的方法,艾绒燃烧的热力可通过针身传入体内,使其发挥针和灸的作用,达到治疗目的。应用此法应注意防止艾灰脱落烧伤皮肤。

五、温灸器灸

温灸器是一种专门用于施灸的器具,用温灸器施灸的方法称为温灸器灸。临床常用的温灸器有温灸盒、温灸架和温灸筒等。温灸盒灸是将适量的艾绒置于灸盒的金属网上,点燃后将灸盒放于施灸部位灸治,适用于腹、腰等面积较大部位的治疗。温灸筒灸是将适量的艾绒置于温灸筒内,点燃后盖上灸筒盖,执筒柄于患处施灸。

六、非艾灸法

非艾灸法是指以艾绒以外的物品作为施灸材料的灸治方法。常用的有以下几种。

1.灯火灸　又称灯草灸、灯草焠、打灯火、油捻灸,是民间沿用已久的简便灸法。即取10～15 cm长的灯心草或纸绳,蘸麻油或其他植物油,浸渍3～4 cm长。燃火前用软棉纸吸去浮油,以防点火时油滴下烫伤皮肤。点燃后将其对准穴位,迅速接触皮肤,随即听到"叭"的声音后,快速将灯心草移开,如无爆焠之声可重复1次。灸后皮肤有一点发黄,偶尔也会起小疱。此法主要用于小儿痄腮、乳蛾、吐泻、麻疹、惊风等。

2.天灸　又称药物灸、发疱灸。它是将一些具有刺激性的药物涂敷于穴位或患处,促使局部皮肤起疱的方法。所用药物多是单味中药,也有用复方者。临床上常用的有白芥子灸、细辛灸、天南星灸、蒜泥灸等。

(1)白芥子灸:将适量白芥子研成细末,用水调和成糊状,敷贴于腧穴或患处。敷贴1～3 h,以局部皮肤灼热、疼痛为度。一般可用于治疗咳喘、关节痹痛、口眼㖞斜等。

(2)细辛灸:取适量细辛研成细末,加醋少许调和成糊状,敷于穴位上。敷贴1～3 h,以局部皮肤灼热、疼痛为度。如敷涌泉或神阙穴治疗小儿口腔炎等。

（3）天南星灸:取适量天南星研成细末,用生姜汁调和成糊状,敷于穴位上,以麝香膏固定。敷贴 1～3 h,以局部皮肤灼热疼痛为度。如敷颊车、颧髎穴治疗面神经麻痹等。

（4）蒜泥灸:将大蒜捣烂如泥,取 3～5 g 贴敷于穴位上。每次敷贴 1～3 h,以局部皮肤灼热疼痛为度。如敷涌泉穴治疗咯血、衄血,敷合谷穴治疗扁桃体炎,敷鱼际穴治疗喉痹等。

七、实训要求

1. 实训目的

（1）知识目标:①掌握艾灸临床适应证和禁忌证。②了解艾灸分类。

（2）技能目标:①学会艾炷灸、艾条灸等操作手法,便于在特殊情况下使用。②通过情境教学法,引入病例场景,学生可以学会康复临床思维方法,学会理论联系实际,提高分析问题、解决问题的能力。

（3）学习态度与价值观(情感):培养学生悲悯为怀、精益求精的大医情怀,锻炼学生团结合作的团队意识。

2. 实训内容 ①艾灸的操作方法。②各种艾灸方法的临床应用。

第五节 拔罐法

拔罐法古称角法,也称吸筒疗法,是一种以罐为治疗器具,利用加热、抽吸等方式造成罐内负压,使罐吸附于腧穴或体表的一定部位,从而调整机体功能,达到防治疾病目的的一种方法。最早的罐具是兽角,后逐步发展为竹罐、金属罐、陶瓷罐、玻璃罐、抽气罐、多功能罐等多种材质的罐具。随着治疗范围的逐渐扩大,拔罐法现已成为中医康复临床常用治疗手段之一。

一、拔罐法的分类

1. 火罐法 火罐法是指通过燃烧加热罐内空气,利用罐内空气冷却时形成的负压,将罐吸附于体表的方法。临床常见以下 3 种方法。

（1）闪火法:用止血钳或镊子夹住 95% 乙醇棉球,点燃后在火罐内旋绕数圈后抽出,迅速将罐扣于应拔部位。此法较安全,不受体位限制,是最常用的拔罐方法。

（2）投火法:将易燃纸片或 95% 乙醇棉球点燃后投入罐内,迅速将罐扣于应拔部位。

（3）贴棉法:用直径 1～2 cm 的 95% 乙醇棉片贴于罐内壁,点燃后迅速将罐扣于应拔部位。

2. 水罐法 水罐法是指通过水煮、热蒸汽等方法加热罐内空气,使罐内气压变小,利用罐内外气压差,将罐吸附于体表的方法,此法多选用竹罐。将罐放在水中煮沸 2 min 左右,然后用镊子将罐口朝下夹出,迅速用折叠干毛巾捂紧罐口,以吸去罐内的水液,降低罐口温度。同时保持罐内空气温度,待罐口冷却至人体能接受的温度后,将罐拔于应拔部位并固定数分钟,吸牢即可。

3.抽气罐法　抽气罐法是通过机械装置抽出罐内部分空气,使罐内气压变小,形成罐内外气压差,将罐吸附于体表的方法。操作时,先将抽气罐紧扣在应拔部位,再用抽气筒从罐内抽气,使罐吸附于皮肤上。

二、拔罐法的常用操作

1.留罐法　留罐法,是指将罐具吸拔在皮肤上留置 5 ~ 15 min,然后将罐取下。此法又称坐罐法,是最常用的拔罐方法,一般疾病均可应用。

2.走罐法　走罐法,即先在拟操作部位涂上润滑剂,再将罐吸住,然后医生手握罐体,均匀用力,将罐沿着一定路线往返推动,直至走罐部位皮肤得气时,将罐取下。此法又名推罐法,适宜于脊背、腰臀、大腿等面积较大、肌肉丰厚的部位。

3.闪罐法　闪罐法是将罐吸拔于所选部位后立即取下,再迅速吸拔、取下,如此反复,直至皮肤得气。需注意一罐多次闪罐后,罐口温度升高,应及时换罐,以免烫伤。闪罐动作要迅速、准确,手法要轻巧,吸附力适中,多用于局部皮肤麻木、疼痛或功能减退等症状,尤其适用于不宜留罐的部位及患儿。

4.针罐法

(1)留针拔罐:留针拔罐法是指在毫针留针过程中,在留针部位加用拔罐的方法。操作时,先以毫针针刺得气后留针,再以毫针为中心,加用拔罐并留置 10 ~ 15 min,然后起罐、起针。

(2)刺络拔罐:刺络拔罐法是指在局部消毒,并用粗毫针或三棱针等点刺或皮肤针叩刺出血后,再在出血部位拔罐,以加强刺血治疗效果的方法。留罐时间一般在 5 ~ 15 min。

5.起罐法　起罐时,一手握住罐体中下部,另一手拇指或示指按压罐口边缘的皮肤,使罐口与皮肤之间产生空隙,使空气缓缓进入罐内,再将罐取下即可。抽气罐则提起其上方的阀门使空气进入罐内,罐具即自行脱落。

三、拔罐法的作用

拔罐法具有开泄腠理、祛风散寒、通经活络、行气活血、祛瘀生新、消肿止痛等作用。常用于疼痛和软组织闪挫扭伤等病证,也可用于感冒、头痛、面瘫、咳嗽、哮喘、泄泻、痛经等内科病证,以及疮疡、目赤肿痛、睑腺炎等外科病证,也用于中医预防保健。

四、拔罐法的注意事项

除遵循针灸施术的注意事项外还应注意以下几点。①拔罐时,要选择适当体位和部位。②拔罐手法要熟练,动作要轻、快、稳、准。③用于燃火的乙醇棉球,不可吸含过量乙醇,以免拔罐时乙醇滴落到患者皮肤上形成烫伤。④留罐过程中如出现拔罐局部疼痛,可减压放气或立即起罐。⑤起罐时不可硬拉或旋转罐具,以免引起疼痛,甚至损伤皮肤。⑥针罐操作时要选择型号较大的罐具和针柄较短的毫针,以免吸拔时罐具碰触针柄而致损伤。

五、实训要求

1. 实训目的

(1)知识目标:①熟悉拔罐法的分类和作用。②掌握拔罐法的操作方法。③掌握拔罐法的注意事项。

(2)技能目标:①学会留罐法、走罐法、针罐法等操作方法,便于在特殊情况下使用。②通过情境教学法,引入病例场景,学生可以学会康复临床思维方法,学会理论联系实际,提高分析问题、解决问题的能力。

(3)学习态度与价值观(情感):培养学生悲悯为怀、精益求精的大医情怀,锻炼学生团结合作的团队意识。

2. 实训内容 拔罐法的分类、作用、常用操作方法及注意事项。

第二章　推拿基本功

第一节　推拿手法概述

推拿是一门古老而又年轻的学科,以其简、易、廉、效的特点受到人们的青睐。人们在几千年的医疗实践中积累了大量的临床经验。《中国推拿大成》一书共系统介绍了推拿的6大类型140种适应证,其中包括骨伤科疾病8类58种。《中国推拿全书》在治疗各论中介绍了15大类239种病证。而其附录中的1950—1997年推拿期刊论文题录索引,收集的推拿治疗疾病谱包括12大类252种以上病证。《实用推拿学》提及病证共147种。有学者查阅了推拿相关书籍、文献,总结推拿在骨伤科的应用概况,同时检索"中国生物医学文献数据库"(CBM)获取有关肌肉骨骼系统文献资料,运用文献计量学手段总结现代肌肉骨骼系统推拿临床病谱。研究表明2002—2020年推拿专业硕士、博士论文总体呈增长态势,而医家运用推拿手法治疗骨伤科疾病居多。骨伤科推拿论文以及肌肉系统推拿文献均呈逐年递增趋势,说明推拿在肌肉骨骼系统疾病治疗方面具有较好的优势。近年来,随着人们对推拿手法的认识越来越深入,推拿手法也得到创新和发展,人们开始用推拿手法治疗越来越多的疾病,临床上已有使用推拿手法治疗内科、外科、妇科、儿科疾病及老年病等的报道,并且在一定程度上取得了良好的效果。随着研究的深入,推拿手法治疗疾病的优势会逐渐显露,所治疗的疾病也会逐渐增多。

一、推拿手法的适应证和禁忌证

(一)适应证

推拿手法临床适应范围广泛。凡是筋脉损伤、关节错位、气血不通、经络闭塞、脏腑失调等因素引起的骨伤科、儿科、内科、妇科、外科、五官科等病证均可治疗。具体举例如下。

1. **骨伤科疾病**　颈椎间盘突出症、落枕、寰枢关节半脱位、项背肌筋膜炎、急性腰扭伤、腰肌劳损、腰椎间盘突出症、脊柱小关节紊乱、骶髂关节紊乱症、梨状肌综合征、臀上皮神经损伤、肩关节周围炎、肱二头肌肌腱炎、冈上肌肌腱炎、肩峰下滑囊炎、肱骨外上髁炎、神经卡压综合征、腕管综合征、踝扭伤、退行性膝关节炎、外伤性截瘫、中风后遗症等。

2. **儿科**　包括小儿肌性斜颈、感冒、咳嗽、哮喘、腹泻、腹痛、呕吐、便秘、疳积、厌食、遗尿、流涎、脱肛、桡骨小头半脱位、脑性瘫痪、多动症、惊风、夜啼、鹅口疮、足内翻、足外翻、小儿麻痹后遗症、产后臂丛神经损伤等。

3.内科 包括头痛、失眠、高血压、眩晕、感冒、冠心病、胃痛、胃下垂、腹泻、便秘、慢性胆囊炎、肥胖、中风后遗症、面瘫、面肌痉挛等。

4.妇科 包括痛经、月经不调、闭经、乳痈、耻骨联合分离症、慢性盆腔炎、乳腺增生等。

5.外科 包括肠粘连、不完全性肠梗阻、尿潴留等。

6.五官科 包括近视、弱视、斜视、乳蛾、慢性咽炎、鼻炎、声门闭合不全、耳聋、耳鸣等。

7.其他 包括劳倦内伤、抑郁症、慢性疲劳综合征、更年期综合征等。

（二）禁忌证

1.慎用推拿的情况 ①剧烈运动后、极度疲劳及体质极度虚弱者。②过饥或过饱饭后1 h内。③孕妇的腹部、腰骶部慎用手法；某些腧穴如合谷、肩井、三阴交，据文献记载可能引起流产，也不宜使用；其他不宜使用重刺激手法部位。④醉酒者。

2.禁用推拿的情况 ①诊断不明的急性脊柱损伤或伴有脊髓损伤症状者，如脊髓肿瘤、脊柱结核、脊髓或椎管内血肿、脊柱失稳体征、脊髓空洞症、马尾综合征。②各种急性传染性疾病，如急性传染性肝炎、活动性肺结核等。③恶性肿瘤部位及其骨转移部位。④严重的心、脑、肺、肾等器质性疾病，胃或十二指肠溃疡急性穿孔者。⑤结核病、化脓性疾病所致的运动器官病证。⑥出血性脑血管意外的急性期。⑦血液病、严重血管病变（如下肢静脉栓塞、血管瘤等），或有出血倾向者。⑧皮肤破损、感染，皮肤病的病损局部。⑨骨折局部、脱位、急性感染（如骨髓炎）等。⑩精神病、情绪不稳定者和酒后神志不清者。⑪脊柱手法的禁忌证可参考世界卫生组织于2005年公布的《世界卫生组织脊骨神经医学基础培训和安全性指南》（2008年中文版）。

二、推拿手法的分类

推拿手法的分类方法很多，下面介绍3种常见的分类方法。

1.根据手法的动作形态分类 根据推拿手法的动作形态，可以将手法分成六大类，即摆动类、摩擦类、振动类、挤压类、叩击类和运动关节类手法。这一分类方法有利于从现代运动生物力学着手，来学习与研究手法的术式结构及其科学原理，是目前多数推拿教科书所采用的分类方法。

2.根据手法术式结构的繁简分类 根据手法术式结构的简繁，可将推拿手法分成单式手法和复式手法两类。

（1）单式手法：又称基本手法，是指手法的术式结构为单一成分的一类手法，如推法、拿法、按法、摩法、捏法、揉法、点法、拍法等。

（2）复式手法：是指由两种或两种以上单式手法相结合而形成的一类手法，如按揉法、拿揉法、推摩法、牵抖法等。

3.根据手法的作用力方式分类 推拿古称"按跷"。根据唐代王冰的注释，按为"抑按皮肉",跷为"捷举手足"。前者通过直接作用力作用于软组织,即手法力通过手的接触直接传递到受术部位,引起局部组织的变形和内压波动;后者通过间接作用力作用于骨关节,即手法力通过骨骼杠杆及软组织的张力作用于远隔的关节韧带,引起关节运动状态的改变。因此,可以将所有推拿手法归纳为两大类,即软组织类手法和骨关节类手法。这两大类手法的作用会有所交叉,比如按压法如果用于胸椎、腰椎复位,即属于骨关节类手法;摇法也可作用于关节周围的肌肉、韧带等软组织;扳法如果缓慢操作不用"寸劲"发力,也可用于拉长肌肉、放松软组织。

(1)软组织类手法:又称作用于软组织手法、"抑按皮肉"类手法。本书中摆动类、摩擦类、振动类、按压类、叩击类手法主要是软组织类手法。

(2)骨关节类手法:又称作用于骨关节手法、"捷举手足"类手法或被动导引手法,包括摇动、扳动、拔伸、屈伸、背法等脊柱或关节手法。

三、推拿手法的基本要求

对于推拿手法的要求从古至今,是不断发展深化的。目前,学术界结合手法的分类,根据不同类型手法的作用原理、运动轨迹和机体对各类手法的应答方式和速率,分别归纳和总结出了作用于软组织和作用于骨关节手法的基本要求。

1.作用于软组织手法的要求　持久、有力、均匀、柔和,从而达到深透。

(1)持久:是指手法在操作过程中,能够严格按照规定的技术要求和操作规范持续地运用。在足够的时间内保持动作和力量的连贯性,不间断、不变形、不乏力,以保证手法对人体的刺激能够积累到临界点,以起到调整脏腑功能、改变病理状态的作用。

(2)有力:即有力量,且这种力量不是蛮力和暴力,而是一种含有技巧的适度的力。无论何种手法总是以力为基础的。

(3)均匀:是指手法操作的力量、频率和幅度都必须保持均衡力量而不可忽强忽弱,频率不宜时快时慢,幅度不要时大时小,应使手法操作既平稳而又有节奏。机体对某种手法刺激做出应答需要一定的时间。如果一种手法本身不均匀,变化太快,则机体的应答也不断变化,就达不到手法期望获得的效应。

(4)柔和:即从容和缓的意思,是相对于刚动而言的。手法的柔和是指手法操作时,动作平稳缓和,手法变换时自然、协调,轻而不浮,重而不滞。柔和并不是软弱无力,而是柔中有刚,不可生硬粗暴,以免增加患者的痛苦。

"深透"是指手法具备了持久、有力、均匀、柔和这4项要求后,形成了一种渗透力。这种渗透力可透皮入内,直接达到手法刺激部位的深层组织或内脏器官,或间接地通过各种途径使手法的生物效应到达内脏器官,起到调整脏虚实的作用。

2.作用于骨关节手法的基本要求　稳、准、巧、快。骨关节手法即运动关节类手法,在操作上有其特殊性,故其手法要求单列。

(1)稳:稳重,要求操作时平稳自然、因势利导,要在规定与允许的范围内动作,避免生硬粗暴。"稳"还体现了手法的安全性原则,不做无把握的运动关节类手法,不滥用手法,不盲目施术。

(2)准:包括手法术式的准确和作用部位的精准,即选择手法要有针对性,定位要有准确性。任何关节都有两个面,要使关节运动,必须固定关节的一个面,让另一个面运动。尤其是脊柱的某一节段,往往涉及多个关节,每一关节的解剖结构和运动程度是不相同的。这就要求我们在设计与实施手法时,能够精确地作用到我们希望作用的目标关节。

(3)巧:就是轻巧、灵巧的意思。施术者控制关节被动运动操作的力量宜轻不宜重,适可而止,以巧制胜,不可使用蛮力。运用"巧力"才能"四两拨千斤",省力并自护。用好"巧"是运动关节类手法的基本功,只有经过刻苦学习、坚持不懈,才能真正达到前人要求的"机触于外,巧生于内"的境界。

(4)快:就是推扳动作用力时,要突发、有控制地加力,疾发疾收,即用所谓的"寸劲"。发力路线不可过长,发力时间应控制在 1/10 到 1/5 s,推板动作完成后,立即将该关节放松,恢复到无痛的位置。

四、实训要求

1. 实训目的

(1)知识目标:①掌握推拿治疗的适应证及禁忌证。②掌握推拿手法的基本要求。

(2)技能目标:诊疗现场模拟。以实训小组为单位,每组 3~4 人,分别扮演患者、接诊医生、医生助手等角色,以问诊形式,展示推拿禁忌证与适应证,体现推拿手法的基本要求。

(3)学习态度与价值观(情感):培养学生悲悯为怀、精益求精的大医情怀,锻炼学生团结合作的团队意识。

2. 实训内容　①推拿疗法的禁忌证与适应证。②推拿手法的分类及基本要求。

第二节　单式手法

一、摆动类手法

以前臂有节律地连续摆动为基本运动形态的手法,称为摆动类手法。本法主要包括一指禅推法、一指禅偏锋推法、㨰法、揉法。

(一)一指禅推法

用拇指指端或螺纹面着力,通过前臂的主动摆动带动拇指运动,使产生的功力不断地作用于受术部位,称为一指禅推法。一指禅推法是一指禅推拿流派的代表性手法。缠法、跪推法为其衍生手法。

【术式】施术者手握空拳,拇指自然伸直并盖住拳眼,以拇指指端或螺纹面着力于受术部位,以肘关节为支点,前臂做主动摆动,带动腕部摆动及拇指指骨间关节的屈伸运动,使所产生的功力轻重交替、持续不断地作用于人体受术部位。本法也可双手同时操作。

根据拇指着力部位的不同,一指禅推法可分为指端着力和螺纹面着力两种操作形式。拇指较挺直者一般采用指端着力的一指禅推法,而拇指指骨间关节弯曲(背伸)幅度较大者可选用螺纹面着力或指端着力推法。指端着力者接触面积较小,局部压强较大;螺纹面着力者接触面积较大,因而较为柔和。一指禅指推法操作时,拇指指骨间关节有屈伸和不屈伸两种术式。拇指屈伸式一指禅推法操作时,拇指指骨间关节需跟随腕部的摆动而做协调的小幅度屈伸活动。拇指不屈伸式一指禅推法操作时,拇指自然伸直,拇指指骨间关节不做屈伸活动。如拇指指骨间关节弯曲(背伸)幅度较大者欲做指端着力的一指禅推法,只能采取屈伸术式,防止指腹接触;而拇指指骨间关节较挺直者,则可酌情决定屈伸与否。本法如双手协同操作,称为一指禅推法的"蝴蝶双飞"式。操作时双手可交替摆动,也可对称摆动。

【要领】一指禅推法要领有一套口诀,即"沉肩垂肘悬腕,指实掌虚紧推慢移"。沉肩即肩部放松下沉;垂肘即肘关节自然下垂向内收,坐位操作时肘部位置略低于腕部;悬腕即腕关节自然垂屈,在保持腕关节较松弛的状态下,使腕关节屈曲接近90°,同时注意腕部的尺侧要略低于桡侧;指实即拇指的指端或指腹着力,吸定于受术部位;掌虚即除拇指着力外,其余手指与手掌部都要放松,自然弯曲,手掌空松;紧推慢移是指拇指摆动的频率较快,但拇指沿经络或治疗路线的移动要沉稳缓慢。该手法的频率为每分钟120～160次。

一指禅推法有平、浅、深、陷4种劲,分别作用于不同层次;平劲在皮肤,浅劲在肌肉,深劲在筋骨之间,陷劲达到骨面或内脏。

【应用】一指禅推法接触面小,功力集中,透性强,故可应用于全身各个部位。临床常用于头面部、颈项部、胸部和四肢关节等部位,尤以取经络腧穴为佳,即所谓"循经络、推穴道"。

【按语】一指禅推法节律性摆动操作时,虎口应随之开合,示、拇指不宜相抵。但个别人拇指掌指关节背伸幅度过大,为避免掌指关节受伤,允许以示指抵住拇指指腹操作。

【衍生手法】

1. 缠法　此法出自《一指定禅》。缠,为缠绵不休之意。一指禅推法(包括一指禅偏锋推法)的频率加快到每分钟220次以上即为缠法。其特点是操作频率快,摆动幅度小,快而不乱,柔中带刚,接触面积小,能量扩散小,因此功力集中,易于深透。此法具有活血祛瘀、生肌托毒的功效和较强的消散作用,常用于治疗咽喉炎、扁桃体炎、瘰疬、痈疖初起、乳痈等外科病证和面神经麻痹、感冒、湿热眼疾、食积等病证。

2. 跪推法　全称为一指禅跪推法。与一指禅推法的操作方法类似,但将着力点由拇指指端或指腹,改为拇指指骨间关节背部桡侧面,其余四指放松下垂,也可以用屈曲的示指抵住拇指末节指度以增加施术压力。跪推法操作时,可将中、环、小指扶持于受术部位旁。跪推法力矩较短,重心较低易于吸定,刚劲有力,多应用于项部(操作手的同侧)骨缝小关节间、腹部等部位。功效主治同一指禅推法。

(二)一指禅偏锋推法

用拇指末节桡侧缘着力做一指禅推法的手法,称为一指禅偏锋推法。此法由一指禅推法演化而来。由于是用拇指的侧面操作,类似于书法中用毛笔的偏锋行笔,故名。

【术式】施术者掌指部自然伸直,拇指内收,以拇指桡侧偏锋着力于受术部位,腕关节自然放松,呈微屈或自然伸直状态。沉肩、垂肘,以肘关节为支点,前臂做主动摆动,带动腕部往返摆动和拇指掌指关节或拇指指骨间关节的屈伸活动,使所产生的功力作用于受术部位。

【要领】一指禅偏锋推法频率为每分钟 120～160 次。手法操作到中立位时,中指与前臂呈一直线。拇指偏锋要吸定。手法要轻快、平稳而有节奏感。部分拇指指骨间关节背伸幅度较大者,操作时应适当微屈指骨间关节,以避免因接触面积过大而影响移动。

【应用】一指禅偏锋推法动作轻快、柔和、舒适,适用于头面部、胸腹部和胁肋部等,尤以头面部最为常用。此法具有镇静安神、活血通络等功效。临床可用于治疗失眠、头痛、头晕、视物模糊、牙痛、面瘫、劳倦内伤等病证。

【按语】双手协同操作一指禅偏锋推法或一指禅推法,称为"蝴蝶双飞"。

(三)㨰法

以手背近尺侧部分在受术部位做节律性往返滚动的手法,称为㨰法。

【术式】施术者五指自然放松,以小指掌指关节背侧为主吸定于受术部位,沉肩,以肘部为支点,前臂做主动摆动,带动腕关节屈伸和前臂旋转的复合运动,使手背近尺侧部分在受术部位做节律性来回滚动。

【要领】㨰法频率为每分钟 120～160 次。站立位上身前倾约 30°,上臂与前臂的夹角为 120°～150°,前臂与受术体表的夹角为 30°～60°。手法操作时肩部自然放松下垂,略前屈、外展,使上肢肘部与胸壁相隔约一虎口的距离。腕关节的屈伸幅度较大,前滚时屈腕可达 60°～80°,内滚时伸腕 30°～40°。来回滚动都要用力,向前滚动和向内回滚用力大小的比例约为 3∶1。整体操作要求动作协调、连贯、均匀,有节奏感,压力适中。

㨰法由腕关节的屈伸和前臂的旋转两个运动复合而成。两个运动在中、环、小指的指关节背面和手背的尺侧这两条轴线上完成。两条轴线的交点即第五掌指关节背侧,这个位置也是㨰法的吸定点,两条轴线在手背形成的三角形区域为本法前滚时的接触部位。

【应用】㨰法接触面较大,刺激平和舒适,适用于颈项部、肩背部、腰臀部和四肢等肌肉较丰厚的部位。㨰法具有舒筋通络、活血祛瘀、滑利关节的功效,既是防治颈椎病、肩关节周围炎、腰椎间盘突出症、各种运动损伤、偏瘫、截瘫等的常用手法,又是保健推拿的重要手法。

【扩展手法】滚法,又称指骨间关节滚法或握拳滚法。施术者手握空拳,拇指盖住拳眼,用示、中、环、小指近端指骨间关节背面吸定于受术部位,腕关节放松,前臂主动摆动,带动腕关节做屈伸运动,在受术部位做连续、均匀的往返滚动,使所产生的功力轻重交替、持续不断地作用于受术部位。频率为每分钟 120～160 次,具有舒筋通络、理气止痛的作用。本法主要适用于头顶部、颈部和腹部,可治疗精神紧张、头痛、失眠、慢性疲劳综合征、落枕、颈椎病、腹泻、便秘等病证。

（四）揉法

以指、掌等部位吸定于人体体表做环旋运动,并带动皮下组织一起运动的手法称为揉法,包括指揉法、鱼际揉法、掌揉法、前臂揉法等。

【术式】

1.指揉法　用指腹着力于受术部位,做轻柔缓和的小幅度环旋揉动,并带动皮下组织一起运动。常用的有拇指揉法和中指揉法,以及用示、中指着力的二指揉法。

2.鱼际揉法　施术者沉肩,屈肘,呈120°左右,腕关节放松,呈微屈或水平状。拇指略内收,其余四指自然放松,用鱼际吸定于受术部位,稍用力下压,以肘关节为支点,以前臂主动做有节律的摆动,通过鱼际带动皮下组织一起揉动。

3.掌揉法　用手掌或掌根着力于受术部位,以肘关节为支点,前臂做主动运动,带动腕及手掌做小幅度的环旋揉动,并带动皮下组织一起运动。做掌根揉时,要求掌根部稍用力下压,以加大渗透力。如以一手掌叠加于另一手背之上做掌揉法,称为叠掌揉法。

4.前臂揉法　用前臂尺侧的上 1/3 部位着力于受术部位,以肩关节为支点,连同上臂带动前臂做环旋揉动。要求带动皮下组织一起揉动。此法又名臂揉法或膊揉法。

【要领】揉法一般要求节律性操作。指揉法、鱼际揉法、掌揉法的频率一般为每分钟120～160 次,但指揉面部腧穴、鱼际揉胃脘部等操作时可酌情缓慢施术。前臂揉法的频率为每分钟 100 次左右。

揉法要求吸定于体表并带动受术部位的皮下组织一起揉动,尽量避免体表摩擦。需要移动时,要求做到"紧揉慢移",动作连贯。鱼际揉法的腕关节自然放松,掌揉法的腕关节松紧适度,指揉法的腕关节须保持一定的紧张度。

【应用】揉法具有疏通经络、行气活血、消肿止痛、宁心安神、宽胸理气、健脾和胃等功效。指揉法接触面积小,功力集中,多在经络腧穴或压痛点上操作,也是小儿推拿的常用手法。鱼际揉法柔和舒适,常用于前额部、腹部和四肢关节等部位。掌揉法适用于面积较大的背部、腹部、下肢后部等处。前臂揉法压力较大,多用于肌肉丰厚的肩部、腰背部、臀部等。

揉法可用于治疗头痛、眩晕、耳鸣、失眠、焦虑、面瘫等头面部疾患;胸闷胁痛、脘腹胀痛、便秘、泄泻等胸腹部疾患;颈肩腰背部、四肢关节部位的软组织损伤、肿痛、肌肉酸痛等疾患。也常用于小儿推拿和面部美容。

【按语】鱼际揉法,根据其运动形态,可分为摆动式鱼际揉法和环旋式鱼际揉法两种。摆动式鱼际揉法属于摆动类手法,其他揉法不强调摆动。在推拿手法训练的初期就练习鱼际揉法,能训练手的柔性和灵活性,为以后练习一指偏锋推法、摩法等手法打好基础。

二、摩擦类手法

摩擦类手法是指以手在人的体表做直线或环旋移动的一类手法。摩擦类手法主要包括摩法、擦法、推法、抹法和刮法。

（一）摩法

用手在体表做环形摩动的手法,称为摩法,主要有指摩法、掌摩法两种。

【术式】

1. 指摩法　以手指指面作用于受术部位,手指自然伸直、并拢,腕关节放松微屈,沉肩、垂肘,以肘关节为支点,做肘关节的轻度屈伸运动,带动手指在体表做环形摩动。具体操作可以用拇、示、中指或多指并拢施术。

2. 掌摩法　以手掌掌面作用于受术部位,腕关节放松,掌指自然伸直,以肩关节为支点,通过肩、肘关节的运动带动手掌做环形摩动。操作时可分别用掌面、鱼际、小鱼际及掌根等部位施术。

【要领】指摩时腕关节保持适度紧张,掌摩时腕关节要放松。摩动的速度不宜过快,力度适中。指摩法的频率为每分钟 120 次左右,掌摩法的频率为每分钟 100 次左右。

【应用】摩法轻柔舒适,适用于全身各部,以面部、胸部、腹部为常用。临床主要用于脘腹胀满、泄泻、便秘、咳嗽、气喘、痛经、阳痿、遗精、外伤肿痛等病证,以及面部、腹部保健。

（二）擦法

在受术部位做直线来回摩擦运动的手法,称为擦法。根据着力部位的不同,可分为小鱼际擦法(侧擦法)、鱼际擦法、掌擦法、指擦法等。

【术式】施术者腕关节伸直并保持一定的紧张度,着力部位贴附于体表,稍用力下压,以肩关节和肘关节的联合屈伸动作,带动手指或手掌在受术体表做均匀的直线往返摩擦运动。用小鱼际着力摩擦的称为小鱼际擦法,又称为侧擦法;用鱼际着力摩擦的称为鱼际擦法;用全掌着力摩擦的称为掌擦法;用示、中二指或示、中、环三指螺纹面力摩擦的称为指擦法。

【要领】操作时施术者自然呼吸,手法保持直线运动。往返都要用力,力度要均匀。用力大小以热量能渗透而皮肤不起皱褶为度。要根据受者体表的起伏形状调整手形,指掌贴实体表,保持操作全程压力均匀。将往返操作的距离尽可能拉长,以提高单位时间内的运动速度,增加产热量。频率一般为每分钟 80~120 次。

操作环境应保持温暖,以免着凉。经擦法操作过的皮肤,一般不能再在该处施用其他手法,以免皮肤损伤。

【应用】擦法适用于全身各部。其中,小鱼际擦法适用于脊柱两侧、肩胛上部、肩胛间区、肋间部;鱼际擦法适用于四肢部位,尤以上肢部为多;掌擦法接触面积大,适用于肩背部、胁肋部、胸腹部等部位;指擦法适用于四肢小关节及胸骨部、锁骨下窝等处。

擦法是一种柔和温热的刺激,临床多用于虚证、寒证和痛证。其功效主治包括以下几种。①温肺化痰:擦上胸部及背部,治疗咳嗽、气喘、胸闷。②温中健脾:擦上腹部及左侧下背部,治疗慢性胃炎、胃及十二指肠溃疡等。③疏肝理气、消食导滞:擦胁肋部,治疗肝气郁结之腹胀、胸闷等。④温肾助阳:擦肾俞、命门、督脉、八髎、涌泉等处,治疗肾阳不足、气虚下陷诸证和小儿遗尿。⑤温散寒邪:擦背部两侧膀胱经、项部和鼻翼旁等,治疗风寒感冒、鼻塞等病证。⑥活血祛瘀:治疗四肢软组织损伤、关节屈伸不利及颈肩腰背痛等。⑦保健强身:擦法还常用于自我保健推拿,如掌擦面部、腰骶、涌泉穴等。

（三）推法

在受术部位做单方向直线推动的手法,称为推法。根据着力部位的不同可分为指推法、掌推法、肘推法等。

【术式】

1. 指推法　施术者以手指贴附于施术部位,做单方向的向前挤压推动。具体操作时可有以下几种形式。

（1）拇指指腹推法:施术者虎口张开,四指并拢,拇指向中指方向做对掌运动式直线推动。

（2）拇指侧推法:以拇指桡侧缘着力,向示指指尖方向做对掌运动式直线推动,可单手也可双手交替操作。

（3）指节推法:用拇指指间关节背面骨突着力,做单方向直线推动,也可用屈曲的示、中二指指骨间关节背面着力直线推动。

2. 掌推法　施术者用手掌面或掌根着力于受术部位,以掌根为重点,以伸肘的力量为主做直线推动。仅以掌根着力推动者,称为掌根推法。拇指与其余四指分开,以手掌近虎口部着力推动者,称为虎口推法。掌推法可双手协同操作。

3. 肘推法　施术者肘关节屈曲,用前臂上端近肘尖处着力,以肩关节的运动为主,做直线推动。

【要领】推法操作全程着力面贴实皮肤,压力均匀。要直线运动,不可扭曲歪斜。若直接在体表操作而用力较重时,可在受术部位涂少许油性介质,以利于手法操作和保护皮肤。

掌推法和肘推法宜慢而平稳。推法力度应根据病情需要和受术者的耐受性选择运用,肘推法力度较强,老、弱、瘦小者慎用。四肢部做掌推法的方向可以是离心性的,也可以是向心性的。

【应用】推法具有活血化瘀、促进血液循环等作用。四肢离心性的推法能促进动脉血向四肢输送;向心性的推法能促进静脉血液和淋巴液回流,适用于全身各部。推法主要治疗高血压、头痛、头晕、失眠、腰腿痛、腰背部僵硬、风湿痹痛、感觉迟钝、胸闷胁胀、烦躁易怒、腹胀、便秘、食积、软组织损伤、局部肿痛等。

（四）抹法

用拇指螺纹面或掌面在体表做上下、左右或弧形的抹动,称为抹法。抹法分为指抹法与掌抹法两种。

【术式】

1. 指抹法　以指腹置于受术体表,以腕关节为支点,手掌主动施力,做自由的直线及曲线抹动,称为指抹法。可用拇、示或中指抹动,也可采取二指、三指或四指抹法,也可双手同时操作。

2. 掌抹法　以掌面局部着力于施术部位,以肘关节为支点,腕关节放松,以前臂主动运动带动腕关节做自由的抹动。可用全手掌、鱼际、小鱼际操作,也可双手同时操作。

【要领】抹法的运动路线比较自由,可直线也可弧线、曲线移动,可单向也可往返操作,可根据受术体表的解剖特点灵活运用。抹法要求平稳缓和,轻而不浮,重而不滞。可在操作部位涂适量介质。

【应用】抹法轻柔舒适,多应用于头面部、胸腹部和手部。抹前额、头面部具有开窍镇静、安神明目的功效,常用于治疗感冒、头痛、头晕、失眠、近视、面瘫等。抹肋间具有宽胸理气的功效,常用于治疗胸闷、气喘等。抹掌心及手背具有舒筋通络、行气活血的功效,常用于治疗手指掌部麻木、酸痛等,也是上肢保健推拿的常用手法。抹腰部具有舒筋活血、解痉止痛的功效,配合涂抹精油或红花油,治疗急、慢性腰部软组织损伤。面部保健抹法多应用于面部美容、胸部保健,应用时常涂抹按摩膏或精油。

(五)刮法

用示指桡侧缘或指骨间关节背面,或借助汤匙、钱币等工具刮拭的方法,称为刮法。

【术式】施术者以示指桡侧缘(或近侧指骨间关节背面)着力,或握拳,以示、中、环、小指近侧指骨间关节背面着力,或借助牛角片、汤匙、钱币等工具蘸介质后紧贴于受术部位,做单方向直线推动。

【要领】刮法宜紧贴皮肤,动作轻巧,用力比推法稍重。如借助工具进行刮法,应蘸液体介质操作,以保护皮肤。一般刮至受术皮肤呈紫红色,或有瘀血(红斑)即可。

【应用】刮法在民间应用广泛,适用于颈项部、肩部、背部、脊柱两侧、胸部肋间、足底等处,具有发散解表、温通经络、舒筋活血、解痉止痛的功效,主治头痛、发热、颈项强痛等。

三、振动类手法

以较高频率的节律性刺激,持续作用于人体的手法,称为振动类手法。振动类手法包括抖法和振法。

(一)抖法

握住受术者的四肢做连续、小幅度径向抖动的手法,称为抖法。有抖上肢、抖腕部和抖下肢法。

【术式】

1. 抖上肢　受术者取坐位或仰卧位,施术者用双手握住受术者的腕部,将其上肢缓缓向前外侧抬起60°左右,然后做小幅度连续的、频率较高的上下抖动,将抖动波向上传送到肩部。受术者取坐位或仰卧位,施术者用双手握住受术者的腕部,将其上肢缓缓向前外侧抬起60°左右,单手握住受术者掌部做左右横向抖动,要求将抖动波向上传送到肱三头肌。

2. 抖腕部　受术者取坐位,腕关节放松。施术者站在其侧前方,双手拇指相对,横置于腕背横纹处,两示指相对,横置于受术者腕关节掌侧横纹处,双手拇指和示指相对用力捏住受术者腕关节上下横纹处,并做上下往返的快速搓动,带动腕关节做频率较快的、连续的、小幅度屈伸运动。或者施术者面朝受术者手指,双手拇指在上、四指在下,握住前臂下段,做上下快速抖动,使腕关节产生小幅度连续的、频率较快的屈伸运动。

3. 抖下肢　受术者取仰卧位,下肢自然放松伸直。施术者站于其足后方,用双手握住受术者的踝部,向上提起并抬离床面,然后做连续的、小幅度的上下抖动,使抖动波向上传送到股四头肌及髋部。

【要领】施术者操作时要保持呼吸自然,不可屏气,动作要连续不断。受术肢体要伸直,自然放松。有习惯性肩关节脱位者慎用上肢抖法。

抖动频率要由慢到快。抖上肢的频率为每分钟 200～250 次,抖下肢的频率为每分钟 100 次左右。抖上肢的幅度较小,应控制在 2～3 cm,抖下肢则幅度稍大。在抖上、下肢前,可先施以拔伸法和搓法。

【应用】抖法主要用于四肢,以上肢最为多用,经常作为一个部位的结束手法。抖法有舒筋活血、通络解痉、滑利关节、松解粘连、消除疲劳的功效。对三角肌、肱三头肌、股四头肌等上、下肢肌肉的放松效果较好;对肩关节周围炎、肩部伤筋、肘部伤筋、腕部伤筋、髋部伤筋、膝部伤筋及四肢运动性疲劳酸痛等病症起到辅助性治疗作用。

(二)振法

以指或掌做垂直于体表的快速震颤运动的手法,称为振法,又称震颤法。振法主要有掌振法与指振法两种。

【术式】

1. 掌振法　受术者取坐位或卧位。施术者站立或坐位,沉肩、垂肘,放松上臂和前臂,五指自然伸直,以手掌根及五指指腹为着力点,将手掌面轻放于受术部位,意念集中于掌心,主要靠前臂肌肉做静止性收缩,发出快速而强烈的震颤,使振动波通过掌心垂直作用于受术体表。

2. 指振法　受术者取坐位或卧位。施术者以中指端轻轻抵住受术部位,示指和环指屈曲并夹住中指,意念集中于指端,前臂和手部的肌肉做静止性收缩,手臂发出强烈而快速的震颤,使震颤波沿着手指的轴线方向垂直作用于受术部位,也可将示指叠于中指之上做指振法。

【要领】振法操作时意念集中在指端或掌心,呼吸自然匀称,不可屏气。振法的振动波要垂直作用于受术体表,手掌或手指轻置于受术体表,不要用力按压。前臂、掌指部必须静止性用力,即手部及前臂肌肉绷紧,而外观无大幅度的关节运动。施术者可通过肘关节做缓慢的小幅度屈伸,使受术者上肢的屈肌群与伸肌群交替紧张与放松,保持血流通畅,以缓解疲劳,但施术压力要尽可能保持均匀不变。振法频率最高可达每分钟 700 次,最低要求为每分钟 300 次,振动要持续,最好能达到 3 min 以上。掌振法根据流派师传而有多种发力方法。一法需腕关节松直,以前臂屈肌群快速收缩发力;一法需腕关节背伸,以前臂伸肌群紧张震颤发力。

【应用】振法具有温经止痛、活血消肿、宽胸理气、温阳补虚等功效,多用于腹部、背部和腰骶部,指振法适用于全身各部腧穴。掌振疼痛局部有温经散寒、消肿止痛的作用,可治疗软组织损伤肿痛、寒湿痹痛。掌振腹部有温中健脾等作用，可治疗胃痉挛疼痛、呕吐、脾虚泄泻、便秘、痛经、月经不调。掌振肩胛骨间区有宽胸理气、化痰畅肺的作用，用于治疗咳嗽、痰多等肺系病证及心悸、胸痹等。掌振小腹丹田和腰骶命门有益气温阳、调理冲任的作用，用于遗尿、怕冷、腰膝酸软、阳痿、早泄、前列腺炎、不育不孕、月经不调、痛经、闭经诸症。指振翳风和耳后乳突可治疗面瘫。指振印堂可治疗失眠、头晕。指振颧髎、迎香可治疗鼻塞不通。

四、挤压类手法

用指、掌或肢体其他部位垂直按压或对称挤压受术部位的手法，称为挤压类手法。挤压类手法包括按法、点法、掐法、捏法、拿法、抓法、搓法、捻法、拨法、扪法等。

（一）按法

按法是指用指腹、手掌或肘尖等部位着力，先轻渐重，由浅而深地反复垂直按压体表的手法。根据其着力部位的不同，可分为指按法、掌按法与肘按法等。

【术式】

1. 指按法　施术者以手指螺面或指节着力于受术部位，由轻而重垂直向下用力按压。可单指或多指操作，也可双手操作或双手叠指操作。如拇指按法、拇指螺纹面着力，其余四指握拳或张开以支撑协作，使刺激充分达到肌肉组织的深层，待受术者产生酸、麻、重、胀等感觉时持续数秒，然后逐渐减压放松，如此反复操作。叠指按时，一拇指螺纹面置于治疗点上，另一手拇指叠按其指甲部助力。

2. 掌按法　①单掌按法。施术者上身略前倾，腕关节背伸，用掌根部或全掌着力于受术部位，以上臂发力，由浅入深，由轻而重，垂直向下按压至局部产生得气感，稍作停留，即"按而留之"，再逐渐减压，回复起始位置。②叠掌按法。施术者一手掌在下，作为主力手置于受术部位，另一手掌叠放在其手背上助力，上身前倾，依靠躯干发力，使力沿上肢纵轴传导到手掌，垂直向下按压，再逐渐减压，回复起始位置。另外，当叠掌按法用于整复胸椎、腰椎后关节紊乱时，可在上半身前倾、重心落到相应的棘突之后，再用"寸劲"做一快速发力按压，旋即抬手，可反复2~3次。

3. 肘按法　施术者上身前倾，一手肘关节屈曲，以前臂上端近肘关节部着力于受术体表，依靠身体重力发力，由浅入深，由轻而重，向下垂直按压，再逐渐减压，回复起始位置。

【要领】临证时需根据受术部位及受术者个人体质的强弱与耐痛的程度，辨证选用适宜按法。按压的方向应垂直于受术部位。可用叠指、叠掌、伸肘、上身前倾等姿势来增加按压的力量。

除了用于整复脊柱以外，用力要由轻到重平稳加压，再由重而轻逐渐减压。指按或掌按背部时，要节律性操作，下按时嘱受术者呼气，减压时嘱受术者顺势吸气，一个动作周期4~6 s。掌按腹部时，手掌应随着受术者的呼吸起伏用力。

【应用】按法具有开通闭塞、解痉止痛、舒筋活血、除痹通络、理筋整复的作用。指按法施术面积小，可"以指代针"，用于全身各部的经穴及压痛点，对软组织损伤、各种退行性病变以及内科、妇科、五官科等疾病均适用。掌按法多用于面积大又较为平坦的部位,如腰背部、臀部、腹部、下肢部等,适用于急慢性腰痛、脊柱后关节紊乱、脊柱生理曲度变直或后弓畸形、腹痛等,并常与揉法结合成按揉法。肘按法压力较大、刺激较强,具有理气止痛的功效,多用于肩胛上部、臀部、股后部、腰骶部等肌肉丰厚处,主要适用于慢性腰腿痛等顽固性软组织疼痛。

(二)点法

以指端、指骨间关节突起部或肘尖垂直按压的手法,称为点法。点法由按法演化而来,包括指点法和肘点法。

【术式】

1. 指点法 有指端点法和指节点法两种方法。①指端点法:主要有拇指指端点法、中指指端点法。拇指点时腕关节伸直或略屈曲,手握空拳,拇指伸直并紧贴示指中节桡侧,用拇指端着力于受术部位,逐渐垂直用力向下按压。中指点时以中指指端着力于体表,或以拇、示、环三指用力夹持中指末节,以中指指端着力于体表,垂直向下用力按压。②指节点法:又称屈指点法。手握空拳,前臂略旋前,以屈曲的示指或拇指的指骨间关节背侧突起部着力、垂直用力平稳下压。

2. 肘点法 施术者一手屈肘握拳,拳心向胸,以肘尖部着力于受术部位,另一手屈肘,以掌按住下面的拳面,上身前倾,以肩及躯干发力,垂直用力平稳下压。

【要领】点法的用力方向要垂直于受术部位,用力由轻至重,由浅入深,再由深而浅,平稳持续。指点法操作时腕关节保持紧张,既有利于力的传导,又能避免腕关节损伤。拇指指端点按时,示指桡侧缘须抵住拇指螺纹面,以避免拇指受伤。中指冲击式点法刺激较强,会引起疼痛,在操作前须告知受术者。肘点法压力大、刺激强,要根据受术部位、病情、受术者体质等情况酌情使用。点法后常施以揉法。

【应用】点法着力面小,压力集中,作用层次深,刺激较强,适用于全身各部腧穴或压痛点。此法具有开通闭塞、通络止痛、调节脏腑的功效,用于治疗脘腹挛痛、风湿痹痛、经筋或骨缝深处的慢性疼痛、痿证、瘫痪等,也可根据腧穴的主治特点治疗相应的病证。冲击式的指点法多用于偏瘫、截瘫等感觉迟钝的患者。肘点法一般用于肌肉丰厚处,主治顽固性腰腿痛。根据治疗需要,也可借助点穴棒等工具施以点法。

(三)掐法

用拇指指甲垂直按压腧穴或点状部位的手法,称为掐法。

【术式】施术者手握空拳,示指抵住拇指指腹,以拇指指甲端着力于治疗点,平稳地垂直按压。

【要领】施术时要取穴准确,为避免掐破皮肤,可在受术部位上垫一薄布。掐按方向与受术部位垂直,用力平稳,急救时方可重力掐按。操作次数一般为每个治疗点 4~5 次,或中病即止,不宜长期反复施术。掐后可用揉法缓和刺激,减轻局部不适感。

【应用】掐法为点状重刺激手法,能以甲掐代针,适用于全身各部腧穴。重掐法有开窍醒神、回阳救逆、镇惊止痛、解除痉挛之功,主要用于急救,如掐水沟、老龙、十王等穴,可治疗昏厥、抽搐等;轻掐法有发汗解表、和中消积等作用,如掐四横纹、板门等,可用于治疗小儿疳积。

(四)捏法

用拇指与其他手指相对用力挤捏肌肤的手法,称为捏法。捏法有二指捏法、三指捏法、五指捏法等。

【术式】施术者用拇指与其他手指指腹相对用力挤捏肌肤。二指捏法为拇指与示指或中指末节指腹或屈曲的示指中节桡侧相对用力;三指捏法为拇指与示、中二指相对用力;五指捏法为拇指与其余四指相对用力。可反复多次。

【要领】施术者指骨间关节应尽量伸直,用指面着力挤捏,不宜用指端抠掐。连续操作时要有节律性,可边挤捏边沿肢体纵轴方向移动。

【应用】捏法适用于肩背、四肢、颈项部和头面部,具有舒筋通络、行气活血、解肌发表、解除疲劳的作用。常用的捏法操作,有捏风池、捏内外关、捏合谷、捏脊、捏胸锁乳突肌、捏跟腱等。常用于治疗颈项和四肢的肌肉痉挛、酸痛、小儿肌性斜颈等。二指捏法在面部操作还可治疗面瘫,面肌痉挛后期肌肉萎缩、麻痹等,也可用于美容保健。

(五)拿法

捏而提起谓之拿。拿法有三指拿法、五指拿法等。

【术式】施术者腕关节略屈曲,用拇指与其余手指的螺纹面相对用力,捏住肌肉并将其垂直提起,再缓慢放松,如此反复操作。拇指与示、中二指协同用力者称为三指拿法,拇指与其余四指协同用力者称为五指拿法。拿法可单手操作也可双手操作。

【要领】操作时腕关节要自然放松,指骨间关节宜伸直,以加大接触面积,不宜用指端、指甲抠掐。捏提动作形成节奏性操作,一般重复多次,动作协调、灵巧。提起后需配合回送动作,以使动作连贯而柔和。捏起和回送的操作要由轻到重,再由重到轻,平稳过渡。双手拿时,两手可同步或交替地做捏提与放松动作。可沿肌筋走行方向边拿边移动,也可在局部反复操作。注意避开骨突部位,防止引起疼痛。

【应用】拿法刺激深沉而柔和,临床主要用于颈项、肩背、侧腹部和四肢部,具有发汗解表、行气活血、通经活络、软坚散结、解痉止痛的功效。与其他手法配合治疗颈椎病、软组织损伤、落枕、肩关节周围炎、外感头痛、腹痛、半身不遂、高血压、运动性疲劳等病证。常用的拿法操作有拿项部、拿胸锁乳突肌、拿肩井、拿四肢、拿三角肌、拿前臂伸肌群、拿小腿后部等。

(六)抓法

以五指端相对用力抓捏的手法,称为抓法。

【术式】五指张开,指间关节屈曲,以五指指端接触受术部位,各指骨间关节用力屈曲,相对用力抓抠。

【要领】抓法着力面为五指指端,不要用到指甲,主要以五指指骨间关节屈曲发力。

【应用】多用于头顶部,称为抓五经,具有祛风散寒、平肝潜阳、开窍醒神、健脑益髓之功效,配合其他手法可治疗感冒、高血压、神经衰弱、失眠及头昏、头胀、头痛等。用于其他肌肉丰厚处,具有调和气血、疏经通络的功效。抓法也可用于推拿保健。

(七)搓法

双手掌夹持住肢体来回搓动的手法,称为搓法。

【术式】施术者用双手掌面相对用力夹持住肢体,做方向相反的来回搓动。

【要领】搓动的频率宜快,为每分钟200次左右,但上下移动的速度则宜稍慢,即"紧搓慢移"。两手掌面对称用力,夹持力度宜轻不宜重。在双手交替搓动的同时,可沿躯干或四肢纵轴上下移动。

【应用】搓法是推拿常用的辅助手法之一,多用于人体四肢,也可用于腰及胁肋部,具有行气活血、舒筋通络的功效。用于治疗肢体酸痛、关节活动不利及胸胁损伤等病证。常与抖法结合使用,作为结束手法。

(八)捻法

用拇指与示指夹持住受术者的手指或脚趾做往返搓动的手法,称为捻法。

【术式】施术者用拇、示二指螺纹面,或拇指螺纹面与屈曲的示指中节桡侧面着力,夹持住受术者手指或脚趾,做相反方向的来回搓动。

【要领】捻法频率为每分钟200次左右,动作要灵活连贯,各指的搓捻动作要配合默契,用力均匀适度。捻手指时,可沿手指的纵轴做离心方向的缓慢移动。

【应用】捻法适用于手指、脚趾,具有理筋通络、滑利关节、消肿止痛等功效。捻手指时,夹持住手指侧面时主要作用于神经、经络;夹持住手指上下面时主要作用于肌腱。夹持住指(趾)骨间关节时主要作用于关节韧带。多用于治疗指(趾)骨间关节扭伤、肿痛、屈伸不利,也可作为类风湿关节炎的辅助治疗。

(九)拨法

用手指等部位按压并做横向拨动肌筋的手法,称为拨法,又名弹拨法。拨法包括指拨法、肘拨法。

【术式】

1.指拨法　施术者用拇指或示、中指任一指端着力于肌腹或肌腱部位,下压至有酸胀感时,做与肌纤维(或韧带)垂直的横向按动,状若弹拨琴弦。如用示、中、环三指指端着力,称为三指拨法。

2.肘拨法　施术者用前臂上段靠近肘尖部位着力于受术部位的肌筋,用力下压至一定深度,待有酸胀感时,以肩部发力,做与肌纤维(或韧带)垂直的横向拨动。

【要领】拨法的方向、角度应与局部肌肉的肌纤维走行方向垂直。拨动时指下应有在肌或肌上滑过的弹拨感,不要在表皮摩擦。拨法可以单向拨动,也可来回双向拨动。可定点拨动,也可沿着经筋等局部组织的长轴方向边弹拨边移动。拨法用力要轻重得当,有节奏技巧的拨法,有助于缓解操作带来的疼痛。需要增加施术压力时,可叠指操作,力度以受术者能够忍受为度。

【应用】拨法的刺激力度较强,常在压痛点或指下触及"筋结"感的部位应用。此法具有解痉止痛、剥离粘连、消散积聚、疏理肌筋的功效。其主要适用于颈、肩、背、腰、臀、四肢等部位的肌肉、肌腱、韧带、痛性筋索等生理、病理性条索状组织。多用于治疗颈椎病、落枕、肩关节周围炎、腰椎间盘突出症等软组织损伤引起的肌肉痉挛、疼痛等症。常用的拨法操作如拨项部、拨竖脊肌、拨委中、拨肩胛提肌肩胛骨附着点、拨前臂伸肌群、拨阳陵泉、拨足跟等。拨法也常用作诊断手法。通过不同力度、角度拨动受术部位肌肉肌腱,体会指下的感觉,以判断正常组织与疲劳、变性组织的不同,如有捻发感、剥离感或触及条索状物或结节状物则可判断为病态,同时结合受术者的酸胀、疼痛感觉和身体状况做出综合判断。

（十）扪法

扪法是掌按法的一种,也就是热掌按法。

【术式】两手掌摩擦发热、发烫时,迅速将手掌按放在治疗部位。

【要领】施术者在操作时,首先将两手掌相互摩擦,待手掌发热、发烫时,迅速将手掌按放在治疗部位,使热气透于皮下组织,如此反复操作,直至施术部位感到温热为止。

【应用】扪法温热,具有温通气血、缓急止痛的功效。其仅适用于脘腹部,常与振法等一起应用,治疗脘腹部疼痛、肠鸣腹泻等胃肠功能紊乱以及痛经等。

五、叩击类手法

以手或工具有节奏地击打体表的手法,称为叩击类手法。叩击类手法主要包括拍法、击法、啄法、弹法等。

（一）拍法

用手掌或手指拍打受术者体表的手法,称为拍法。

【术式】

1. 掌拍法　施术者五指并拢,掌指关节微屈,掌心微凹成虚掌,关节放松,以肘关节的屈伸发力,使手掌平稳地拍打受术部位。

2. 指拍法　施术者手指伸直并拢,借用前臂力量,以中间3个手指的指腹轻巧而有节奏地拍打受术部位。

【要领】拍法操作时腕关节应放松,动作幅度不可过大,手指不可动,以前臂带动手掌,以避免受术者皮肤疼痛。掌拍法的指面和手掌要同时接触受术部位。掌拍背部用于肺部排痰时,要由下而上、由外到内地操作。拍法要求动作轻巧、平稳而有节律,可双手交替操作。

【应用】拍法具有促进气血运行、消除肌肉疲劳、解痉止痛、宣肺排痰等功效。手法接触面积大,适用于肩背部、腰骶部和下肢部。常与擦法、拿法等配合运用,治疗急性扭伤、肌肉痉挛、慢性劳损、风湿痹痛、局部感觉迟钝等。掌拍背部和三指拍胸骨部,有促进痰液排出的作用。拍法还是保健推拿的常用手法,常作为某一部位的结束手法。

（二）击法

用拳、掌、指和棒状工具叩击体表的手法，称为击法。击法可分为拳击法、掌击法、指击法、棒击法4种。

【术式】

1.拳击法　施术者手握空拳，拇指置于掌心，腕关节放松，以前臂主动用力，用下拳眼（小鱼际及屈曲的小指尺侧部）或拳心（鱼际、小鱼际、四指指背）捶打受术部位，分别称为拳眼击法和拳心击法。还有一种以握拳的拳背击打的拳背击法，叩击时腕关节要挺直。

2.掌击法　施术者运用肘关节屈伸的力量，以手掌尺侧部、掌根或掌心着力。击打受术部位，分别称为掌侧击法、掌根击法和掌心击法。也可两掌相合，以前臂的旋后运动发力做侧击法，称为合掌击法。

3.指击法　施术者手指略弯曲，五指分开呈爪形，以腕关节的屈伸发力，五指指端同时叩击受术部位。另有一种两掌相合，两手拇指、环指和小指相扣，以前臂的旋后运动发力，以示、中二指侧面叩击受术部位的手法，称为二指侧击法。

4.棒击法　施术者手握特制的桑枝棒的一端，用棒体平稳而有节律地击打受术部位。每个部位连续击打3～5次。

【要领】叩击时用力要平稳，指端叩击时，指甲修短。拳击法和掌击法可单手操作，也可双手操作。拳击法和棒击法操作时应提前告知受术者，并注意轻重节奏，不可施加冷拳或冷棒。棒击法操作时，棒体一般应与肢体或肌肉纤维方向平行（腰骶部除外）。骨骼关节突起处慎用掌击和指击，禁用棒击；后脑、肾区部位和小儿禁止拳击、棒击。

【应用】击法多适用于肩背和四肢部，具有通经活络、行气止痛、活血散瘀的功效，用于治疗软组织疼痛、肌肉紧张痉挛、风湿痹痛、头痛、头晕等。常用的操作法有拳击肩胛上部、腰背部和四肢，拳背击大椎，掌根击肩胛骨间部，合掌击项部、肩胛上部，掌心击头顶，五指击头顶，二指侧击前额，棒击下肢等。

（三）啄法

五指指端聚拢呈梅花状叩击受术部位的手法称为啄法。啄法以其状如小鸡啄米，故名。

【术式】施术者五指呈屈曲状，拇指与其余四指聚拢成梅花状，做腕关节屈伸运动，以五指指端垂直叩击受术部位。

【要领】啄法操作时腕部放松，动作轻巧；用力轻而快，着力均匀；指甲宜修短。在头部操作宜幅度小、频率快；在背部操作宜幅度大、频率慢。

【应用】啄法多用于头部及胸背部，具有活血止痛、通经活络、开胸顺气、安神醒脑的功效，多用于局部软组织疼痛、咳嗽痰多、头目昏沉、嗜睡乏力等。

（四）弹法

用手指弹击受术部位的手法，称为弹法。弹法分指甲弹法和指腹弹法两种。

【术式】

1. 指甲弹法　施术者以拇指指腹扣住屈曲的示指或中指指甲,然后将示指或中指快速伸直弹击受术部位,反复操作。如以拇指扣住示、中、环指三指指甲,然后三指同时或轮流快速伸直弹击,称为多指弹法。

2. 指腹弹法　先用示指指腹压住中指指甲,示指和中指相对用力,在中指伸直向上的同时示指突然向下滑落,以其指腹快速弹击受术部位。

【要领】弹击动作要轻巧、灵活,力度要均匀而连续,以不引起疼痛为度。连续弹击的频率为每分钟约 160 次。

【应用】弹法适用于枕部、头顶、项部、前额及印堂、风池等穴,具有醒脑聪耳、行气通络的功效,常用于头痛、失眠、耳鸣等病症的辅助治疗。弹法也是保健推拿手法之一。

六、运动关节类手法

对关节做被动性活动,使之产生滑动、分离、旋转、屈伸、收展等运动的一类手法,称为运动关节类手法。运动关节类手法主要包括摇法、背法、扳法、拔伸法和伸屈法。

(一)摇法

将关节沿运动轴的方向做被动的环旋运动,称为摇法。

【术式】

1. 颈椎摇法　受术者取坐位,颈项部放松,头略前倾。施术者站其侧后方,以一手扶持其顶枕部,另一手托住其下颌部,两手协同用力,将受术者头部做顺时针或逆时针方向的环旋运动,从而带动颈椎摇转。或施术者一手扶持其后枕部,另一手托住下颌部,在保持一定向上牵引力的状态下做颈椎环旋摇动。

2. 肩关节摇法　常见的肩关节摇法有以下 4 种。

(1)托肘摇肩法:受术者取坐位或仰卧位,上肢放松。施术者站于其身侧,一手扶住近侧肩上部,另一手虎口轻扣其肘弯并托住其肘部,使其前臂搭在受术者前臂上。然后做肩关节顺时针和逆时针方向的环旋摇动。

(2)握肘摇肩法:受术者取坐位,上肢放松,肘关节自然屈曲。施术者站其侧后方,一手扶住近受术者侧肩上部,另一手轻轻握住受术者肘部,由低到高做肩关节的环旋运动。

(3)握手摇肩法:受术者取坐位或仰卧位,上肢放松。施术者站立其侧前方,一手扶住其近侧肩上部,另一手握住其同侧手掌,稍用力将其手臂牵引伸直,然后做肩关节顺时针和逆时针方向的环旋摇动。

(4)大幅度摇肩法:又称运肩法,受术者取坐位,上肢自然放松下垂,肩关节略外展。起始姿势:施术者两足呈"丁"字步立于其外侧,双手夹持住受术者前臂下端近腕部。施术者以一手的手背和一手的手掌夹住受术者手腕,将其上肢缓缓向前上方抬起至水平位。继续前上举,位于下方之手应逐渐旋前翻掌,当前上举至最高点时,翻掌之手以虎口握住其腕部。随即握腕之手引导上肢从最高点向后下方下降至水平位,同时另一手以虎口顺势从部沿前臂、上臂下抹至起始位置。从水平位下降的过程中,抹至肩部之手掌旋转180°并继续以虎口沿其上臂、前臂下抹至腕部,回复到两手夹持腕部的起始姿势。如此周而复始。转若干圈以后,施术者可旋转腰部并调整步态,做反方向的大幅度摇肩法。

3.肘关节摇法　受术者取坐位或仰卧位,上肢放松。施术者一手手掌托其肘后部,另一手轻轻捏持其腕部,做顺时针或逆时针方向的肘关节环旋摇动。

4.腕关节摇法　受术者取坐位或仰卧位,上肢放松。施术者一手捏住其前臂下段,另一手捏住其手掌或手指,先略做拔伸,然后双手协同用力,在保持一定牵拉力的状态下,引导腕关节做顺时针或逆时针方向的环旋摇动。或施术者一手捏住前臂下段,另一手五指分开与受术者五指相扣,双手配合,引导腕关节做双向环旋摇动。

5.掌指关节摇法　受术者取坐位或仰卧位。施术者一手捏住受术者手掌,另一手捏住受术者某一手指,在稍作牵拉的状态下做掌指关节的双向环旋摇动。

6.腰椎摇法　根据受术者体位不同,常见的腰椎摇法有两种。

(1)卧位腰推摇法:受术者俯卧,双下肢并拢伸直。施术者一手按于其腰部,另一手从其双膝下穿过,将双下肢托起,引导双下肢做双向环旋转动,逐渐加大旋转的幅度。

(2)坐位腰椎摇法:受术者取坐位,双手十指相扣并环抱于枕项部。施术者站于其侧后方,一手按住其腰部,另一手从其肩前穿过,以手掌扣住其项部,两手协调用力,引导受术者腰部做缓慢的环旋运动,逐渐加大旋转的幅度。

7.髋关节摇法　受术者取仰卧位。施术者站于其侧,先一手扶其膝部,另一手握其足踝部或足跟部,先将一侧下肢屈膝屈髋,然后两手协同用力,做髋关节的顺时针或逆时针方向的环旋摇动。或施术者一手前臂从受术者腘窝下穿过,双掌抱住受术者膝部两侧,做髋关节的双向环旋摇动。

8.膝关节摇法　受术者仰卧,一侧下肢屈膝屈髋,对侧下肢伸直放松。施术者以一手托住腘窝下方,另一手握住其足跟部或足踝部,做小幅度的双向环旋摇动。也可取俯卧位屈膝摇动及取俯卧位屈膝摇动。

9.踝关节摇法　受术者取仰卧位或坐位,下肢放松伸直。施术者站于其足后,以一手掌心托住足跟,另一手捏住脚掌侧面,在稍用力拔伸的状态下做双向环旋摇动。或受术者取俯卧位,一腿屈膝屈髋。施术者站于其侧,一手握住小腿下端近踝关节部,另一手捏住其足趾部,双手配合做踝关节的双向环旋摇动。

【要领】摇法操作要协调平稳,因势利导,适可而止。摇转的幅度应由小到大,并控制在关节的生理活动范围内,或在受术者能够耐受的范围内。摇转的速度宜慢,尤其是起始操作时速度要缓慢,在受术者逐渐适应后稍微加速。习惯性关节脱位、椎动脉型颈椎病、交感神经型颈椎病以及颈部外伤、颈椎骨折等病证,禁用相应部位的摇法。

【应用】摇法具有舒筋活络、滑利关节、松解粘连等功效,适用于颈椎、腰椎、肩关节、肘关节等各关节部位。多用于治疗关节酸痛、各种软组织损伤性疾病及运动功能障碍等。如落枕、颈椎病和颈项部软组织损伤,可用颈椎摇法;肩关节周围炎、肩部软组织损伤,可用肩关节摇法;急性腰扭伤或腰肌劳损、腰椎间盘突出症的恢复期,可用腰部摇法;髋部伤筋、中风后遗症髋外旋畸形、股骨头无菌性坏死等,可酌情用髋关节摇法;膝、踝关节扭伤的恢复期、骨折后遗症等,可用膝关节摇法和踝关节摇法。

（二）背法

将受术者背起，对腰椎进行牵引、摇晃、振动及瞬间后伸的操作方法，称为背法。

【术式】施术者与受术者背靠背站立，双足分开与肩同宽，两臂从受术者腋下穿过，两肘勾住受术者两肘。然后屈膝、弯腰，以骶部抵住受术者腰部，将受术者反背起，使其双足离地，停留片刻后，小幅度地左右摇晃或上下抖动数次，最后做一突发、快速的伸膝挺臀动作。

【要领】受术者被背起时应自然呼吸，仰靠于施术者背上，充分放松身体，两腿自然下垂，利用其自重牵拉腰椎。施术者应以骶部抵住受术者腰部病变节段。背法的关键动作是伸膝挺臀，伸膝挺臀动作的准备姿势是弯腰屈膝。整个动作要协调连贯，一气呵成。操作时要根据受术者的体质、病情、耐受力调整挺臀的力量和速度，避免暴力。操作完毕将受术者缓慢放下时，须避免因体位改变而失去平衡。

施术者如身高明显低于受术者，可站在踏板上操作。对于腰部后伸时疼痛剧烈者，应适当减少瞬间后伸的力度和强度，或不做本法。

【应用】背法用于腰部，既可利用下肢重量对腰部进行牵引拔伸，又可增加腰部后伸屈度，具有舒筋解痉、整复错缝的作用。适用于腰部急慢性软组织损伤、腰椎间盘突出症及腰椎退行性病变所出现的腰肌痉挛、腰椎后关节紊乱等的治疗。

（三）扳法

以"寸劲"作用于关节，使之瞬间突然受力，而产生被动的旋转、屈伸、展收等关节运动的手法，称为扳法。扳法可分为旋转扳法、侧扳法、屈伸扳法等，可作用于脊柱和四肢关节。这里只介绍四肢关节扳法。

【术式】

1.肩关节扳法　肩关节基本动作有前屈、后伸、外展、内收、上举等，故肩关节扳法有前上举扳法、外展扳法、外展上举扳法、内收扳法、后伸扳法等。

（1）肩关节外展扳法：受术者取坐位，肩关节放松。施术者站于患肩后侧或前面，一手掌按其肩部为支点，另一手用前臂托住（或握住）其肘部，做肩关节外展运动，至90°（或至限制位）时，两手协同用力，一按一抬，做肩关节外展扳动。

（2）肩关节内收扳法：受术者取坐位，屈肘关节，将患肢放于胸前。施术者站于其后侧，紧靠其背部，稳定其身体，一手扶住患肩，另一手托住患肢的肘部做肩关节内收，至有阻力时，以"寸劲"做肩关节内收扳动。

（3）肩关节外展上举扳法：受术者取坐位，施术者站于受术者侧前方或侧后方。用上臂托起受术者上肢，同时用双掌按住受术者肩部，用抬肘的力量使肩关节外展，待肩关节外展上举到一定限度时，手掌下按，肘部抬起，同时用"寸劲"向上扳动肩部。

（4）肩关节前屈上举扳法：受术者取坐位，施术者以半蹲位站于受术者侧前方，受术者上肢伸直，前臂搭在施术者肩上。施术者用双手按住其患肩，以患肩为支点，慢慢地用肩将患肢抬起，做前屈上举被动运动至限制位，然后以"寸劲"做肩关节前屈上举扳动。此法如施术者站于侧方，也可做肩关节外展上举扳动。

（5）肩关节后弯扳法：施术者取坐位，一手屈肘，手背置于腰骶部。施术者立于其侧方，以一手扶按其患肩以固定，另一手握住其腕部（或手掌）将其前臂沿腰背部缓缓上抬，使其肩关节逐渐内收，至有阻力时，以"寸劲"做一快速的、有控制的上抬其前臂的动作，使受术者肩关节产生旋前位的内收扳动，并使其手背沿着背脊上移 1 m 左右，迅即放松。可重复 3~5 次。

2.肘关节扳法　受术者取坐位，上肢放松。施术者立于其侧后方，用一手扶住受术者肘后上方，另一手捏住其腕部，先将其肘关节缓慢地伸直到最大限度，随后两手协调相反方向用力，轻巧地做伸肘扳动。

3.腕关节扳法　有屈腕扳法、伸腕扳法和腕侧屈扳法 3 种。

（1）屈腕扳法：施术者与受术者相对而坐，以一手捏住受术者前臂远端，另一手握住其手掌。先反复屈伸其腕关节，然后将腕关节屈曲并加压，至有阻力时以"寸劲"做一突发的、稍增大幅度的屈腕动作。反复数次。

（2）伸腕扳法：施术者与受术者相对而坐，以一手捏住受术者前臂远端，一手五指与受术者五指相交叉。先将其腕关节背伸至阻力位，再以"寸劲"做一突发的、稍增大幅度的背伸推动，反复数次。

（3）腕侧屈扳法：施术者与受术者相对而坐，以一手握住受术者前臂远端，另一手捏住其手掌。先拔伸腕关节，然后以"寸劲"在保持拔伸力的同时做腕关节的左右侧屈扳动。

4.踝关节扳法　有跖屈扳法和背伸扳法两种。

（1）跖屈扳法：受术者取仰卧位，下肢伸直。施术者面向其足底而坐，以一手托住其足跟，另一手握住其脚掌。两手协调用力，在将踝关节跖屈至有明显阻力时，以"寸劲"做一稍增大幅度的跖屈扳动。

（2）背伸扳法：受术者取仰卧位，下肢伸直。施术者面向其足底而坐，以一手托住其足跟，另一手握住其脚掌。两手协调用力，在将踝关节背伸至有明显阻力时，以"寸劲"做一稍增大幅度的背伸扳动。

【要领】四肢扳法的操作一般分为三步：第一步是做关节小范围的屈伸活动，令其放松；第二步是将关节极度屈曲或伸展，使其到达明显的阻力位；第三步才是发"寸劲"扳动。

四肢扳法主要是为了伸展关节周围肌肉、分离软组织粘连，所以关节运动只需超过限制位少许，通常没有关节弹响声。

【应用】四肢扳法主要用于肩关节、腕关节和踝关节，具有滑利关节、松解粘连的功效。本法多用于治疗肩关节周围炎、肩关节功能障碍、肩外伤后遗症、腕部伤筋、腕骨错缝、陈旧性踝部扭伤、踝关节骨折后遗症及中风后遗症等各种关节功能障碍。

【按语】扳法切忌暴力性操作，避免意外事故。对于有比较严重的骨质疏松的老年患者，慎用四肢关节扳法。骨关节结核、骨肿瘤患者禁用扳法。对于病程日久、粘连严重的肩关节周围炎患者，不能依赖于通过扳法一次性分解粘连，应该循序渐进地进行治疗。

（四）拔伸法

固定关节或肢体的一端，沿纵轴方向牵拉另一端的手法，称为拔伸法。拔伸法又名牵引法,包括脊柱和四肢关节的拔伸。

【术式】

1. 颈椎拔伸法　颈椎拔伸法常见的方法有 4 种。

(1)坐位颈椎拔伸法之一:受术者取坐位,头部呈中立位或略前倾。施术者站于其身后,双手前臂下 1/3 处搁于受术者肩上部,虎口张开,双手拇指抵住枕部两侧的风池处,双手其余手指托住受术者下颌骨两侧,以前臂的压肩点为支点,肘部下压,双手上托,将受术者头部平稳地向上提伸。此法又名虎口托颌拔伸法。

(2)坐位颈椎拔伸法之二:受术者取低坐位,头部呈中立位或略前倾。施术者站于受术者侧面,略下蹲,两肘屈曲并夹住胸廓,以一手掌心托住受术者下颏部,另一手以张开的虎口托住其枕部,以下肢从下蹲位起立的力量将受术者头部平稳地向上提伸。此法又名掌托拔伸法。

(3)坐位颈椎拔伸法之三:受术者取低坐位,头部呈中立位或略前倾。施术者站于其侧后方,一手的手掌搭在对侧肩上部,以肘弯部勾住受术者下颏部并向上抬起,另一手以手掌抵住枕部并前推,两手协调,以抬肘和推掌的合力将头部平稳地向上提伸。此法又名肘托拔伸法。

(4)仰卧位颈椎拔伸法:受术者仰卧。施术者坐或站于其头后方,以一手掌心托住其枕部,另一手掌心勾住其下颏部。上身略后仰,双手协同用力,持续拔伸颈椎。

2. 肩关节拔伸法　肩关节拔伸法常见的方法有 2 种。

(1)肩关节上举拔伸法:受术者取坐位。施术者站于其身后,双掌握住其上臂近肘部,引导上肢上举至最大限度,并保持向上的牵引力。如凳子较低,施术者可握住受术者的前臂近腕部向上拔伸。

(2)肩关节对抗拔伸法:受术者取坐位。施术者站于其侧,双手分别握住其腕部和肘部,引导肩关节外展,并逐渐用力牵拉;同时受术者身体向另一侧倾斜(或请助手协助,双手抱住其上半身)以对抗拔伸之力。此法施术者也可坐位操作。

3. 腕关节拔伸法　受术者取坐位。施术者站于其对面,一手握住其前臂中段,另一手握住其手掌,双手缓缓做相反方向的用力拔伸。

4. 手指拔伸法　受术者取坐位或卧位。施术者以一手握住其腕部或手掌,另一手捏住手指远端,双手缓缓向相反方向用力,持续拔伸掌指关节或指骨间关节。

5. 腰椎拔伸法　腰椎拔伸法常见的方法有两种。

(1)俯卧位腰推拔伸法:受术者取俯卧位,双手抓住床头前沿,或由助手抓住受术者两腋部以对抗牵引。施术者站于其足端后方,双手分别握住受术者两踝部,使小腿与床面约呈20°,然后身体后倾,借助两足蹬地或两膝顶床头发力,使牵引力作用到腰椎。还可用治疗巾或大毛巾缚住受术者双踝来拔伸,以减轻工作强度。

(2)坐位腰椎拔伸法:受术者取低坐位,两臂上下平行交错于胸前。施术者站立其后,胸部抵住受术者背部,两手从其两腋下穿过,双掌扣住受术者前臂,向上提拉受术者上半身,并使拔伸之力作用于腰椎,结束前可上下颠几下以加强拔伸效果。女性受术者行此术时可在胸前垫枕。

6. 髋关节拔伸法　受术者取仰卧位。施术者一手以手掌按住受术者的膝部,一手以上臂夹住受术者足踝部,而前臂从小腿下面穿过,扣住另一手的前臂,双手将下肢交锁住,上身后仰,利用躯干的力量拔伸其下肢。

7.膝关节拔伸法 受术者取俯卧位,屈膝90°。施术者站于其患侧,用膝部压住其股后近腘窝部(或请助手按压),双手握住其踝部,向上拔伸膝关节并停留片刻。或受术者取仰卧位,下肢自然伸直。施术者双手握住一腿的踝部拔伸之,并用膝部顶住受术者另一侧下肢足底。此法可同时拔伸髋关节。

8.踝关节拔伸法 受术者取仰卧位。施术者以一手托住其患侧足跟部,另一手握住其患侧脚掌或脚趾,双手协同,持续牵引踝关节。

9.脚趾拔伸法 受术者仰卧位或半靠位。施术者一手固定脚掌,另一手捏住其脚并拔伸之。可酌情拔伸单个脚趾,或依次按伸每个脚趾。

【要领】拔伸时动作要平稳和缓,用力要均匀持续。力度要由小到大逐渐增加,待拔伸力达到一定程度后,则需保持稳定的持续牵引力,并维持足够的拔伸时间。一般需要持续拔伸1~2 min。拔伸时不可使用蛮力,一般不使用瞬间发力牵引,避免造成牵拉损伤。尽量运用大肌肉群用力,以节省体力,减少疲劳。

根据病情的轻重缓急和不同的施术部位,控制好拔伸的力量和方向。如拔伸颈椎时,受术者头部应保持中立位或略前倾位。关节复位时不可在疼痛、痉挛较重的情况下拔伸,以免手法失败和增加受术者的痛苦。颈椎、腰椎等部位拔伸前,应先以适当的手法放松局部软组织。

【应用】拔伸法适用于颈椎、腰椎及四肢等全身各关节部位,具有良好的滑利关节、整复错位、舒筋通络、缓解痉挛等作用,多用于治疗椎骨错缝、关节僵硬疼痛、屈伸转侧不利、肌肉痉挛疼痛等证。如颈椎病,宜用颈椎拔伸法;腕关节扭伤,可用腕关节拔伸法;腰椎间盘突出症、腰椎后关节紊乱、腰椎后关节滑膜嵌顿、急性腰扭伤等证,可用腰部拔伸法;骶髂关节、髋关节、膝关节病症,可用髋关节、膝关节拔伸法;陈旧性踝关节扭伤,可采用踝关节拔伸法。

(五)伸屈法

缓慢、反复地屈伸关节,使其关节周围的软组织得到伸展,并使关节活动度增加的手法,称为伸屈法。

【术式】固定关节的一端为支点,握住关节另一端的肢体,将关节做缓慢的反复屈伸动作。

1.伸肩法 施术者半马步,站于受术者侧方或侧后方,将受术者上肢搭于施术者肩上,双手合抱受术者肩部,缓慢地站起,根据受术者肩关节可以外展和前屈的功能状态及疼痛程度,控制伸肩的幅度并保持在一定高度,持续1 min左右后放松,反复数次。

2.伸肘法 受术者与施术者相对而坐(或站)。施术者用一手托住受术者肘部,另一手握住腕部,在腕关节背伸的状态下,将肘关节缓缓伸直,至限制位后保持数秒,反复数次。

3.伸腕法 施术者一手握住受术者前臂近手腕部,一手与受术者五指交叉扣住,在将其掌指关节背伸的状态下,做缓慢的腕关节背伸运动,到位后需保持数秒,反复数次。

4.伸腹法 受术者取健侧卧位,施术者站于其身后。一手握住患侧踝部,另一手按于其腰骶部。然后两手协同用力,一手将患肢向后牵拉,而置于腰骶部之手同时向前推按,状似拉弓。如此有弹性地反复一拉一按,重复操作。

5.屈膝屈髋法　受术者取仰卧位或坐位,施术者一手握住其患肢的踝部,另一手按于膝部,然后施术者两手协调用力,使其髋、膝同时缓缓屈曲,使受术者大腿尽量靠近其腹部,并保持数秒。

6.双屈髋法　受术者取仰卧位,使其两腿屈髋屈膝,双侧踝部交叉。施术者一手按住受术者膝部,另一手握住其踝部,将两侧髋、膝关节缓缓屈曲,并使其大腿尽量靠近腹部。如在双屈髋法的基础上加大幅度,一手扶住膝部,另一手托其骶骨部,使其腰骶部产生屈曲动作,则演变为屈腰法。

7.屈膝法　受术者俯卧位。施术者一手握住其小腿远端,另一手按住股后近腘窝部,然后缓缓屈曲其膝关节,使足跟向大腿靠近,并保持数秒。

8.伸膝法　受术者仰卧位,两下肢伸直放松。施术者站于患侧,以一手从患肢小腿下穿过,将其小腿搁于施术者前臂,双手合抱膝部,使其屈膝屈髋;继而做伸腹、伸膝动作;托扶小腿的手做抬肘动作,使其膝关节伸直,同时使患腿逐渐上抬。直腿抬高的幅度,需根据病情以及受术者能忍受的程度而定。

【要领】操作前要熟悉各关节的生理活动范围,以免造成损伤,屈伸幅度应由小到大。关节的屈伸法有以伸为主和以屈为主之不同,要求能针对性地作用于欲拉伸的组织,将痉挛的肌肉拉长,最好同时伸展两个关节。对痉挛性瘫痪肌张力亢进者,在伸展其关节时要小心缓慢,逐步拉开。对于肌张力下降的患者,做屈伸关节手法时,动作不宜过快。对肩关节周围炎等患者做肩关节屈伸时,应先以手法放松其局部软组织。

【应用】屈伸法主要用于肩、肘、腕、髋、膝、踝等关节,具有舒筋解痉、松解粘连、滑利关节的功能。常用于关节疼痛、屈伸不利、骨折后遗症、中风后遗症等的治疗和康复,如肩关节周围炎功能障碍、腰骶关节劳损、强直性脊柱炎、髋关节酸痛、膝关节滑膜炎、中风后遗症等。

七、实训要求

1.实训目的

(1)知识目标:①掌握摆动类手法、摩擦类手法、挤压类手法、振动类手法、叩击类手法和运动关节类手法及其演变手法。②熟悉各种单式推拿治疗的适应证及禁忌证。③熟悉单式手法的分类。

(2)技能目标:以实训小组为单位,分组演练各种单式手法。

(3)学习态度与价值观(情感):培养学生悲悯为怀、精益求精的大医情怀,锻炼学生团结合作的团队意识。

2.实训内容　摆动类手法、摩擦类手法、挤压类手法、振动类手法、叩击类手法和运动关节类手法的操作方法和动作要领。

第三节 复式手法

复式手法是由两种或两种以上单式手法复合而成的一类推拿手法,包括一个部位同时受到两种单式手法的合成刺激(如拿揉法、牵抖法),或一手同时运用两种单式手法同步操作(如推摩法)。

一、拿揉法

拿揉法是由拿法和揉法相结合而成的一种复式手法。

【术式】在拿法的术式基础上,拇指与其他手指在做捏、提时,增加了适度的旋转揉动,所产生的拿揉之力连绵不断地作用于受术部位。

【要领】拿揉法在拿法的基础上配合了适度的旋转揉动,以拿为主,以揉为辅,可边拿揉边移动。操作时要自然流畅,动作连贯。

【应用】拿揉法较拿法的用力更趋缓和舒适,更易令人接受。拿揉法具备拿法与揉法的双重作用,主要用于四肢及颈项部,如拿揉颈部、拿揉肩部、拿揉前臂伸肌群、拿揉股后部等。多用于颈项强痛、颈椎病、肩关节周围炎、四肢疲劳酸痛等病症。

二、牵抖法

牵抖法为拔伸法与抖法相结合而成的一种复式手法。

【术式】

1. 上肢牵抖法　受术者取坐位,施术者用双手握住其腕关节近端,先拔伸片刻,待肩部放松时,减缓牵引力,做 2～3 次较大幅度的抖动,使牵抖力作用于肩关节。

2. 下肢牵抖法　受术者取俯卧位,施术者用双手握住其踝关节近端,先拔伸片刻,待髋部减缓牵引力,做 2～3 次较大幅度的抖动,使牵抖力作用于髋关节。

3. 腰部牵抖法　受术者取俯卧位,两手拉住床头或由助手固定其两腋部。施术者以两手握住受术者两足踝部,缓缓拔伸其腰部,拔伸的同时可小幅度晃动其腰部。待其腰部放松后,施术者两手组排一定的牵引力,随后做 2～3 次较大幅度的横向抖动,产生较大幅度的波浪状运动,使牵补力作用于腰部。

【要领】牵抖法要将牵引力同抖动力有机地结合起来。拔伸是第一步,然后减缓牵引力,再行较大幅度的抖动,要把握好抖动的时机。在持续拔伸未减力之前不可进行抖动,亦不可在完全撤去拔伸力的情况下抖动。受术者保持自然呼吸。

【应用】牵抖法具有滑利关节、松解粘连和理筋整复的作用,适用于肩关节周围炎、髋部伤筋、急性腰扭伤、腰椎后关节功能紊乱、腰椎间盘突出症等。

【按语】牵抖法与抖法的区别在于牵抖法有较大的牵引力。抖法可以没有离心牵引力,甚至需要向心性递送手法力。欲分离关节面和作用到关节韧带,可选用牵抖法;用于放松肌肉,可单纯用抖法。

三、扫散法

用拇指桡侧和其余四指指端自头颞部向耳后快速地来回推擦,称为扫散法。

【术式】施术者面向受术者站立。以一手扶住受术者对侧头部,另一手虎口张开,拇指伸直,其余四指并拢,指骨间关节屈曲,将拇指桡侧缘及其余四指指端置于头颞部,以肘关节的主动屈伸带动五指在颞部来回推擦,同时沿胆经循行部位(太阳—头维—耳后乳突—风池)从前上向后下方移动。

【要领】扫散法操作时施术者须一手固定受术者头部,另一手腕关节适度紧张,向前推擦用力较重,返回时轻轻带回。移动的路线为前上到后下,顺经单向操作。每次推擦的路线一般为 3～4 cm,逐渐下移。操作过程中勿使受术者摇晃。受术者头发较长时,施术者可将五指伸入发间操作,避免牵拉头发而致疼痛。扫散法频率为每分钟 200 次左右。

【应用】本法具有祛风散寒、平肝潜阳、醒脑提神、通络止痛的作用,常用于治疗头痛、偏头痛、眩晕、视物模糊、高血压、失眠、神疲倦怠等。

【按语】上述虎口张开的操作要领是内功推拿流派的特殊要求,可简化为五指指端着力,甚至仅以拇指桡侧缘着力操作。

四、推摩法

推摩法是由一指禅偏锋推法与四指摩法相结合而成的一种复式手法。

【术式】施术者将拇指端桡侧缘着力于受术部位上,其余四指并拢,掌指自然伸直,将示、中、环、小指的指面着力于受术体表。腕部放松微屈,前臂做主动摆动,带动拇指做一指禅偏锋推法,其余四指指面在受术体表做环形的顺时针摩动。

【要领】推摩法操作时拇指着力于主要治疗部位,其余四指放在辅助治疗部位。一手兼顾两个着力部位,动作要协调。腕部的活动包含旋转和摆动两种形式。

【应用】本法具有一指禅偏锋推法"循经络、推穴道"与指摩法"轻柔缓和、调和气机"的双重作用,主要用于胸腹部、腰骶部、肩部等。常用的操作法有推中脘、摩胃区;推神阙,摩天枢、大横;推关元、摩水道;推命门、摩肾俞;推任脉、摩胃经;推肩髃、摩肩髎等。用于治疗脘腹胀痛、消化不良、小便不利、痛经、月经不调、性功能减退、肩关节周围炎等病症。

五、实训要求

1. 实训目的

(1)知识目标:①掌握拿揉法、牵抖法、扫散法和推摩法等复式手法的术式、动作要领。②复习各种单式手法的术式、动作要领。

（2）技能目标：以实训小组为单位，分组演练各种复式手法。

（3）学习态度与价值观（情感）：培养学生悲悯为怀、精益求精的大医情怀，锻炼学生团结合作的团队意识。

2.实训内容　拿揉法、牵抖法、扫散法和推摩法等复式手法的术式、要领及应用。

第三章　传统功法

第一节　传统功法分类与基本操作

　　传统功法,后文简称功法,是中医康复治疗技术的重要组成部分,是以中医学理论为指导,研究功法的锻炼原则、操作方法、作用原理和临床应用规律的一门基础学科。功法中的"功"指功夫,通过各种特定的锻炼方法,使技能得以提高。这种功夫主要由功底、功时、功力等要素组成。功底是一个人的悟性与练功素质;功时是指练功时间的累积;功力是练功的效果。"法"为练习法则与方法,主要有徒手练功法、器械练功法、武术练功法及医疗练功法等。长期练习功法具有积蓄内劲、激发体内潜能的作用,可以增强中医康复从业者功力、耐力和巧力。此外,功法还具有强身健体、防病保健、功能康复的作用,患者可在医生指导下,根据不同疾病的需要练习推拿功法,可以恢复体能和功能,从而达到有病治病、无病防病的目的。

　　传统功法是学习推拿手法、针刺手法等传统治疗技术的基础,三者关系十分密切,在临床应用中也是相互配合,融为一体的。特别是推拿和功法在宋代以前,两者不分主次,合而为用,如《黄帝内经》记载"中央者,其地平以湿,天地所以生万物也众,其民食杂而不劳,故其病多痿厥寒热,其治宜导引按跷"。宋代以后,手法与功法才作为两种不同的治疗方法而各自发展,形成两门学科。作为康复医生,需将手法与功法有机地结合应用。历代中医名家都有一个共同观念,即医生必须有内劲外壮的身体,方能行推拿之事。因此,古代名医大多广泛地采用传统功法(如易筋经、少林内功、五禽戏等)作为"身心并练"的主要功法。值得一提的是,内功推拿派、崂山点穴派等推拿医生,不仅将功法作为自己的锻炼方法,而且将功法与推拿手法结合起来应用于临床实践,并指导患者练功以达到康复疾病的目的。

　　对于初学中医康复的医生而言,功法的学习和锻炼尤为重要,学好功法能够为中医传统治疗技术的学习打下坚实的基础。体能、力量、身心平衡协调等没有深厚的功法锻炼功夫,就不能很好地应用推拿、针灸等传统治疗技术。如少林内功中"前推八匹马""倒拉九头牛"等动作的训练,可明显增强练功者的肌肉力量,这将有助于振法、抖法等手法的学习;通过较长时间练习易筋经"三盘落地""卧虎扑食"动作可以增强肌肉的耐力,这是保持手法持久性和连贯性的基础;而站桩功、八段锦等功法的锻炼,则是通过锻炼内气,使气到意到、意到力到,做到用力不僵、不顶、不脱、不拙,关节灵活适度,身体平衡协调,是保证针刺手法稳定、有力的基础。所以说,功法是传统治疗技术的基础。功法与针灸、推拿相结合,相辅相成,可使康复医生的治疗技术日渐娴熟,达到临床康复的基本要求。

功法的功能和价值是多元的,很多学者分别从不同角度对其功能和价值进行了研究。从文化传承的角度而言,在社会上开展功法有利于群众了解中国传统文化,无形中促成对传统文化的继承与发扬。从终身体育的角度而言,无论在学校开设功法课程还是在社会上通过设立站点的形式推广功法活动,均有利于练功群众形成终身体育意识,把功法作为一项终身体育锻炼项目。从健身养生的角度而言,功法技术动作柔和缓慢、简单易练,具有伸筋拔骨、疏通经络、活血化瘀的作用,是康复者进行健身养生的最佳选择。从构建和谐社会的角度而言,康复者和群众在习练功法的过程中容易形成友爱和睦、团结互助、亲密无间的功友情谊,从而利于和谐社会的建立,也有利于康复者最终回归社会。

从医学角度而言,功法有健身、健心、预防和治疗疾病等作用,可运用于医疗保健、康复中心等机构。近年来,有关功法功能价值的现代研究越来越多,一些研究表明功法对呼吸、生殖、心血管、运动、神经、内分泌等系统出现的疾病或不适,如慢性阻塞性肺疾病、认知障碍、失眠、健忘、半身不遂、原发性痛经、动脉硬化、高血压、颈椎病、骨质疏松症、关节炎、内分泌紊乱等均有治愈或不同程度的改善作用。这些研究可进一步挖掘传统功法的现代康复应用,促进功法的进一步推广和发展。

一、功法的分类

功法历经几千年的发展,形成了诸多门派,种类繁多,名称不一。目前主要按功法锻炼的姿势、动静、锻炼部位等进行分类。

(一)按功法锻炼的姿势分类

1. 卧功　凡是按照一定的姿势要求,采取卧式进行锻炼的功法,统称为卧功。卧功常用的锻炼姿势有仰卧式、侧卧式等。

(1)仰卧式:练功者仰卧,垫枕的高低以舒适为度。两手交叉相握,轻放于小腹上,肘臂放松。两腿自然平伸,两脚靠拢或稍有分开,或将一只脚放在另一只脚的脚踝上,练久时两脚可以调换一下。口唇轻闭,舌抵上腭,两眼睁开含视或两眼轻轻闭合微留一线之缝。此法易于"意守",也有助于形成腹式呼吸。

(2)侧卧式:左侧卧或右侧卧均可,一般以右侧卧为宜。若胸腹腔器官有病者,宜卧向健侧或采用仰卧式。右侧卧者,右肩在下,面向右侧躺卧,枕头高低以舒适为宜。右腿微屈在下,左腿弯曲,轻放在右腿上。右手自然地垫在眼睛下方的枕头上,左手自然地轻放在左腿上,口齿轻闭,舌抵上腭。

卧功主要适用于某些卧床不起和久病体弱者,也可用于睡前的诱导入睡,加快消除疲劳。但卧功容易使人入睡,在锻炼内劲方面不如站功和坐功。

2. 坐功　凡是采取坐势练功的,并有一定姿势要求的功法,统称坐功。常用的坐功有平坐式、盘坐式及靠坐式。

(1)平坐式:坐在床边或椅子、凳子上练功,高度适宜,坐时能使两脚踏地。上体端正,含胸拔背,松腰收腹,两脚平行踏地,与肩同宽;松肩沉肘,肘臂微曲,手心向下,轻放于两大腿上或两手相叠放于小腹处。口齿轻闭,舌抵上腭,两眼轻闭或微留一线之缝,意守丹田。

（2）盘坐式:分为自然盘坐式、单盘坐式和双盘坐式3种。

自然盘坐式:两腿自然盘坐,两小腿交叉,将两脚置于两腿的下面,两脚跟抵在两大腿后面的中部;上体端正,松肩屈肘,含胸拔背,两手自然放于膝部或两手相合,置于靠近小腹的大腿根部,其他均参照平坐式。

单盘坐式:把一脚放在另一条大腿的上面,左腿盘在右腿的下面,左脚尖和右膝相对,右小腿置于左小腿的上面,其他均同自然盘坐式。

双盘坐式:左右两小腿相互交叉,两足掌朝上,互叠于两侧大腿上,两膝着褥,两手相叠置于小腹前。

（3）靠坐式:是一种介于坐式与卧式之间的体式。按坐式要求,上体倚靠在靠垫或枕头上,枕后部不可悬空,大腿与躯干角度在120°～140°,下肢采取自然盘坐式或两下肢平伸,以气血流通为宜。

坐功多适用于亚健康者,也是体弱患者增强体力由卧式转为站式的一种过渡姿势。靠坐式多用于体弱患者。

3.站功　凡是采取站立姿势、两脚不动进行锻炼的功法,统称站功。常用的有自然站式、按球站式、抱球站式。

（1）自然站式:身体自然站立,头如顶物,两目微闭,默视远方或含光内视,口齿轻闭或微开,舌抵上腭,含胸拔背,收腹敛臀,松髋屈膝,两脚平行分开,脚尖稍内扣,与肩等宽,松肩虚腋,肘略微屈,两臂下垂,掌心向里,手指向下,五指微屈分开。

（2）按球站式:在自然站式的基础上,两上臂呈环抱状,两手指尖相距与胸宽,拇指与其余四指分开,五指微屈,掌心向下,如按水中浮球,两手高不过乳、低不过脐。

（3）抱球站式:在自然站式的基础上,两手作环抱树干状,两手指尖相对,掌心向内,五指分开,手指微屈,形如抱球。两手低不过脐、高不过肩,站桩架势的高低可根据身体健康状况酌情运用。

站功具有调运气血功能、锻炼方便、体力增强快、活动量大的特点。因此特别适合中青年练习,不适宜年老体弱者。

4.行功　凡在下肢走动状态下进行锻炼的功法都属于行功。这种功法的肢体运动姿势更加多样化,功法种类繁多。在姿势的结构上,有繁有简;在力量的运用上,有刚有柔;在动作的速度上,有快有慢;在用力的程度上,有大有小。在姿态上,有些动作优美柔和,有些动作挺拔苍劲,有些动作轻盈舒展,有些动作敏捷灵活,有些动作威猛刚强,有些动作气势磅礴。

（二）按功法锻炼的动静分类

1.静功　凡在功法锻炼时,外在肢体不进行活动的功法,都可归属于静功。古代的吐纳、行气、静坐、坐禅等都属于静功的范围。静功从形体上看外静不动,两眼垂帘,调心入静,即所谓"外静内动"。因此,练静功时,要静中有动。静功在姿势上有坐、卧、站的区分,但主要着重于人体内部的调养。通过锻炼可使元气充沛,经络畅通,以达到强身健体、祛病延年之功效。

2.动功　凡在功法锻炼时,肢体按功法要求不断变化的一类功法,都属于动功。如易筋经、五禽戏等。动功主要是采取站式和行式进行锻炼,但在特殊情况下,也可采用"坐式动功"。动功是指形体外在活动和内在精神的相对安静,即所谓"外动内静"。因此,动功锻炼时,首先要动中求静,即"动"是指"外动","静"是指"内静";其次,要做到意气相随,意到气到,气到力到。古代练功家曾说,强身莫善于习动,一身动则一身强。练习动功可达到强健筋骨的作用。

3.静动功　凡是把静功与动功结合起来的锻炼方法,都属于静动功。其特点是"先静后动"。静功虽对形体也有锻炼作用,但它更注重精神的宁静和体内气息的调整;而动功则更注重锻炼外在的肢体和强健筋骨。

(三)按功法锻炼的部位分类

1.外功　注重锻炼人体的外部肢体(如骨骼、肌腱、肌肉、皮肤等)的功法,称为外功,即"动则练外""外练筋骨皮"。一般情况下,可将各种动功归属于外功的范畴,但有的动功对机体内部功能的锻炼作用也很明显。如"五禽戏"要求内外结合,动静相兼,刚柔并济,神形如一。它既重视练外强,也重视练内壮,讲究内练精气神,外练筋骨皮,以收内外兼练的效果。

2.内功　注重锻炼人体内部的气息、脏腑、经络、精气、血脉等的功法,称为内功。习惯上常将各种静功归属于内功的范畴,即"静则练内,内练一口气"。内功虽对人体外部形体有锻炼作用,但它更以锻炼人体内部功能为主。

二、功法锻炼的基本原则

(一)松静自然

放松、入静与自然是传统功法锻炼过程中最基本的要求。不管何种功法,锻炼的各个阶段都必须遵循这一基本原则。松静自然不仅是确保练功取得功效的重要法则,而且是防止练功出偏的重要保障。松是指形体而言,静是指精神而言,而自然则是指功法锻炼中的各个环节,如姿势、呼吸、意守和精神状态都要自然。

1.放松　是指整个形体和精神放松。功法锻炼要从消除精神紧张状态入手,只有精神不紧张,才能做到形体的真正放松。但身体放松并不是完全松弛或松散无力,而是松而不懈、紧而不僵。每一种功法对姿势都有一定的要求,要保持某一姿势就必须有一定肌肉群处于紧张状态,这似乎与少林内功的霸力相矛盾。其实,这时的肌肉紧张是在保持姿势的前提下,使各部肌肉达到最大限度的放松,将矛盾统一起来。这在开始锻炼时不容易做到,但经一段时间锻炼后,就会逐渐做到松而不懈、紧而不僵。

2.入静　是指在传统功法锻炼过程中的杂念相对减少,处于高度宁静、轻松、舒适的状态。入静程度的深浅反映着功法锻炼放松状态的好坏,直接关系到锻炼效果。所以,放松与入静是互相促进的,放松有助于入静,入静有助于放松。

3. 自然　是指功法锻炼时的心情自然、姿势动作自然和呼吸自然。传统功法锻炼中不要用意过强，主观追求境界和功夫，要勿忘勿助，似有意似无意，法归自然，所以有"练功贵乎自然"之说，可见"自然"这一原则的重要。功法锻炼中的自然原则要贯彻到练功各方面和全过程，不论坐、卧、站、行都应做到自然舒适、毫无勉强；呼吸时也应在自然的前提下宁神静息，自然达到柔、细、匀、长；意念活动更应自然，要自然过渡到似有似无，绵绵若存。如易筋经锻炼中的三盘落地势，上托如千斤、下按如浮球，都是锻炼到一定程度自然而成。

上面所说的松静自然主要针对功法锻炼过程而言，广义的松静自然是指平常生活中的一种状态，这样才能巩固功法锻炼效果，并达到更高的功法锻炼境界。

（二）灵活准确

1. 灵活　指功法锻炼中动作姿势、呼吸与意念的运用并非死板模仿，而是保证在形式上不走样的前提下，做到不僵、不滞、举止灵活。故在功法锻炼时必须结合功法锻炼者的自身生理与心理特点，针对功法锻炼的不同阶段，因人、因时、因地制宜，灵活地调整功法的难度与强度，使形神自然放松；反之，则容易产生紧张、疲劳的感觉。如初练少林内功功法时，可根据锻炼者的体质强弱，逐渐增加时间，每天锻炼时间太短难以收效，每天练功时间过久又会给身体带来不适或疲劳。另外，应根据自身的健康状况和功夫的深浅程度，灵活调整锻炼时间，对锻炼时间不勉强，全身无不适，练后头脑清晰、精神愉快为最佳功时。动作上应从简单逐步到复杂，女性月经期甚至应停练等。

2. 准确　指功法锻炼时要遵循一定的身形、步法和动作姿势，呼吸与意念的方法要准确理解并应用。在学习初始阶段，基本身形的锻炼最为重要。功法的基本身形及动作的路线、方位、角度、虚实、松紧应分辨清楚，做到姿势工整、方法准确。俗语"学拳容易改拳难"，指的就是开始锻炼时动作不正确，当形成习惯以后，再想纠正就比较困难。

（三）圆软柔和

圆是指功法锻炼时功法动作要保持圆润而不僵直，动作有弧形，不起棱角，符合人体各关节自然弯曲的状态。软是指功法锻炼时全身动作要松软而不僵硬，动作虚实与姿势转换衔接无停顿断续。柔和是指功法锻炼时动作不僵不拘，轻松自如，柔和舒展，身体重心平稳，虚实分明，轻柔徐缓。如易筋经中的每一势动作，无论是上肢、躯干还是下肢，都要求有较充分的屈伸、外展内收、扭转等圆软柔和的运动，从而使人体的骨关节在定势动作的基础上，尽可能地呈现多方位和广角度的活动。其目的就是要通过圆软柔和的"拔骨"运动而达到"抻筋"的作用，牵伸人体各部位的关节及其周围软组织，提高关节的灵活性与软组织的柔韧性。

（四）意气合一

意是指传统功法锻炼时的意念运用。大脑活动的生理过程与意识过程是密不可分的，前者是后者的物质基础，后者是前者的活动产物。气是指锻炼内气，它是在功法锻炼中、在意念入静后、在内劲不断作用下逐渐形成的。心到意到，意到气到，气到力到，练气离不开意,练意又离不开气,意气相随,心息相依,使姿势、意念、调息协调统一,以增添内气,即为意气合一。

必须指出,对气的运行不可过于专注,意念引导动作也不能过于集中,否则易致气机僵滞。气和意要有张有弛,时隐时现,轻轻引导。如易筋经的"掌托天门"下落时应先吸气,意念也应由微渐着至丹田,意气与运动配合,既可使内外得到全面锻炼,也可提高锻炼效果。但对气感不明显者,不必过于追求气感,采用"以意导体"的锻炼方法同样可收到良好效果。

（五）树立三心

三心,指信心、决心和恒心。

1. 信心　是指对功法不疑惑、不动摇。功法锻炼者,首先要从思想上坚信选定功法对身体的强健作用,树立对功法锻炼的信心。有了锻炼功法的坚定信心,锻炼者便会不断地向自己加强这方面的意念,坚持锻炼就有动力。

2. 决心　功法锻炼不能犹豫不决、举棋不定,要有坚定不移的意志,这就是决心。

3. 恒心　决心易下,但没有恒心等于没有决心。因为锻炼功法没有恒心,难以坚持,三天打鱼两天晒网是不会产生效果的。

古语说得好:"精诚所至,金石为开。"练功是个不断积累的过程,功效是随着练功时间的积累而逐步显现出来的,仅凭理论、要领、口诀是不行的,只有坚持练习才行。功法锻炼效应的取得需要人体在生理上有一个从量变到质变的转化过程。这种量变过程不是一朝一夕所能形成的,需要相当长时间的积累。只有长期坚持锻炼,才能达到内劲功夫,取得良好效应。纵观古今锻炼有素的练功家,无一不是坚定不移、持之以恒的自我修炼者。大量实践经验告诉我们,只要坚定信心,矢志不渝,诚心诚意地坚持功法锻炼,就一定能收到预期的效果。

（六）循序渐进

循序渐进是指传统功法需要按照一定的锻炼方法与步骤逐渐深入和提高。任何事物都有自己的发展规律,功法锻炼也一样。先浅后深,最后达到炉火纯青的地步。在练功过程中,容易出现两种情况:一种是急于求成,锻炼过多过猛;另一种是松懈散漫,一曝十寒,这都是违背功法锻炼的客观规律的。功法效应的获得都是由小到大,由微到著,但每个人的体质和掌握功法的快慢不同,其收效时间也有差异。如有的人练了几天就体力增强,而有的人则需练几个月才有感觉。所以,动作由简单到复杂、锻炼时间由短到长、锻炼要求由浅入深、运动强度逐渐递加的原则是遵循"循序渐进"客观规律的具体体现。尤其是体弱多病者,欲通过传统功法来增强体质,更不能急于求成,所谓"欲速则不达"就是这个道理。

三、功法锻炼的注意事项

（一）明确锻炼目的

1. 练功态度　首先，要端正功法锻炼态度，树立牢固的专业思想，明确锻炼目的，发挥自己的主观能动性，树立信心；其次，练功要有规律，充分认识功法锻炼在专业技能训练中的重要性与必要性，根据需要选择适宜的功法，并了解所练功法的理论基础及实际锻炼的重点和难点，做到循序渐进、勤学苦练、持之以恒。

2. 选练专一　选练功法要专一，特别是初练者，不可朝此夕彼。推拿学习先以易筋经与少林内功为基本功法进行锻炼，待基本掌握且有一定的功底后再选练其他功法。这样才能入静意守，功到自然成，不致误入歧途。

（二）选好锻炼环境

1. 场地　功法锻炼前，应选择安静的场地或环境，练功需在温暖避风的条件下进行。因为练功的目的在于培育真气，所以必须依靠阳气的温煦。练功者全神贯注，若受寒风侵袭，势必影响练功者的入静。练功时，需要吐故纳新，空气要清新。如果空气混浊或大雾天，以浊换浊，势必损害人体，这就失去了练功的本意。

2. 天气　不宜选择在天气突变（如狂风暴雨、电闪雷鸣、寒冷潮湿、烈日当头等）的恶劣环境下练功。

（三）选择合适时间

锻炼时间最好安排在早、晚，练功要定时；不宜在情绪波动较大的情况下练功；不宜在空腹或过饱时练功；不宜强忍溲便进行练功，以免影响形体和意念的放松；不宜在疲劳、女子经期或孕期等特殊情况下勉强练功。

（四）准备锻炼物具

衣服宜宽松，鞋以软底布鞋、球鞋或练功鞋为宜；准备好练功坐垫与器械练功的器具等。

（五）注意镇静从容

功法锻炼中应做到思想集中，心神合一，排除杂念。不能心猿意马、左顾右盼；不开玩笑，不勉强，不蛮干。练功中周围严禁高声喧哗、对练功者直呼其名，以防练功者受惊。功法锻炼要求调匀呼吸，不可屏气、憋气、闭气、提气，以免自伤与走偏。不执着练功中的热、凉、动、摇等练功效应。在练功中出现异常感觉时，要努力自制，否则应立即停止练功。如出现头晕、胸闷、胸痛、烦躁等不适感时，应及时请教老师，以免发生练功偏差与不适。练功间歇时，用干毛巾将汗擦干。宜做散步、蹲起、摇肩等整理放松性活动，以使气血通畅。不宜大声吵闹、互相扭打，以免神散气乱而影响练功效果。

（六）重视练后问题

1. 避风 练功完毕时，先把汗擦干，穿好衣服，不宜立即吹风或用冷水冲洗。因为出汗时，人体腠理疏松，毛孔开放，外邪容易入侵而致病，故古人云"避风如避箭"。

2. 养胃 练功结束后，应适当活动身体，以调和气血，并适量饮用温热茶水与营养性饮料。人以胃气为本，脾胃为后天之本，历代医学家、练功家都十分注意胃气的保养，如朱丹溪在《养老论》曰："好酒腻肉，湿面细汁，烧炙烩炒，辛辣甜滑，皆在所忌。"即使"肠胃坚厚，福气深壮者"，也不能"纵口以图一时之快"。所以，节制饮食为练功后保养的重要方面，切忌纵口暴饮。

3. 休整 练功后注意休整，功法锻炼固然可以保持气血的通畅，但要注意劳逸适度。《素问·宣明五气》曰："五劳所伤，久视伤血，久卧伤气，久坐伤肉，久立伤骨，久行伤筋。"说明过度劳累也会给人们带来损伤。练功本身也是一种运动和消耗，所以应根据个人的体质强弱而运动，不宜过度劳累，否则也易耗伤正气。另外练功后忌纵欲耗精。"夫精者，身之本也"。有精就能化气，就能保持人体精力充沛，气机旺盛。因此，节欲保精对练功者来说尤为重要。养精、养气、养神是练功者的宗旨，所以要节欲保精。

（七）练功运动量的要求

推拿练功要想取得理想的效果，除了科学地、系统地安排锻炼内容外，还必须因人而异，安排各自合适的运动量。运动量诸因素间的相互关系是相互依存和相互支持的，只有在全面考虑的基础上，才能因人而异地制定适合自身情况的运动量，从而保证良好的锻炼效果。

古代练功家对掌握运动量的问题是很有经验的，如被后人尊称为"药王"的唐代名医孙思邈曾精辟地指出"养生之道，常欲小劳，但莫大疲及强所不能堪耳"的原则。这里的"欲小劳，莫大疲"，就是要求运动不要过度，运动量要适当。

初练者常易产生两种偏差：一是运动过分剧烈，使体力消耗太大，出现头晕、心率加快、气急、失眠、食欲不振等现象，有的从此对运动不感兴趣，甚至产生恐惧心理。二是运动量过小，达不到良好的健身效果。譬如毫不用力地动动腿、伸伸胳膊而达不到一定程度的疲劳，是没有效果的。因为经过运动达到一定疲劳的机体，在其恢复过程中会有一个超量恢复阶段，从而使体质逐步增强。

掌握合理的运动量是循序渐进的关键。首先要做到"因人制宜"，由于个体差异的存在，不同个体练功的要求及运动量的大小也应该有所不同。如青年人运动量宜大，而中老年人的运动量就要适当减少；体质好的人运动量大，而体弱多病者就应酌情减小。同时，还应根据个人的爱好和具体情况，采取不同的练功方法。

四、功法锻炼的效应

传统功法锻炼者在锻炼过程中所产生的各种不同身体反应，统称为传统功法效应。根据这些反应对机体的影响，分为正常效应和异常效应两类。

（一）正常效应

正常效应是指功法锻炼者通过调身、调息和调心的练习，使机体达到积极地自我调整和修复的状态。这种状态对功法锻炼者的身心起到有益的作用，是功法锻炼者经络通调、气血顺畅的表现，属正常效应，包括全身或局部微汗、胃肠蠕动增强、睡眠改善、食欲增强、记忆力增强等现象。

1. 温热与出汗　温热与出汗是自主神经功能兴奋的一种表现，也是营卫调顺、气血旺盛的一种反应。功法锻炼者特定的放松姿势、深长的呼吸和意念的集中可促进机体的血液循环，使末梢血管扩张、机体血容量增加，进而促进全身的皮肤温度上升。经测定，功法锻炼到一定程度时，意守部位的血流量可增加25%～30%，皮肤温度可提高2～3℃，局部也会出现热气游走的感觉。温热与出汗是功法锻炼者出现的较普遍的现象，占正常效应的60%～70%。

2. 消化功能增强　功法锻炼者在入静的状态下，舌抵上腭，可以刺激唾液腺，增加唾液分泌。同时功法锻炼中的调息可以加大膈肌运动的幅度，膈肌的运动直接对腹腔中肝、脾、胃肠等脏器起到柔和的按摩作用，从而增强消化功能。消化功能的改善可进一步增强食欲，而食欲增强可反射性地引起唾液分泌增多，当唾液分泌量增多至满口时，可分次咽下，并以意送入丹田。而咽津、咽气的过程又反过来进一步增强食欲，形成促进消化功能的良性循环，故功法锻炼对消化系统的许多慢性疾病具有较好的治疗效果。

3. 新陈代谢旺盛　功法锻炼者通过采用调身、调息和调心的锻炼方法，以意引气，使自主神经的功能得到锻炼，内脏和大脑功能得到有效调整，促进了机体的新陈代谢。所以，随着功法锻炼时间的推移，锻炼者会感到轻松舒适、精力充沛、思路清晰、耳聪目明、心情愉悦、睡眠改善、记忆力增强等。这些都是新陈代谢旺盛的具体表现。

4. 动触现象　动触现象是指功法锻炼者在练功中出现一些平时感觉不到的特殊感觉，如痒、痛、冷、暖、重、轻、涩、滑、酸、胀、麻等，属于功法锻炼中的正常效应。这些感觉的出现多在身体局部，且多在短时间内出现，后又自行消失。这可能与练功后经络通调、气血运行流畅，以及大脑入静后的感受性增强相关，属正常感觉。但练功者不应过分追求这些感觉，否则会影响正常练功，甚至会出现练功偏差。

由于练功是一个循序渐进的过程，练功的正常效应往往是通过长期坚持练功后产生的身体反应，所以效应反应除了上述已列举的以外，还包括了对疾病的调治。如练功后某些疾病得到好转或治愈，提高功法锻炼者的生活质量。

（二）异常效应

异常效应是指功法锻炼过程中出现的一些偏离正常的反应。这些反应会对功法锻炼者的身体和精神产生一些不良影响，使其正常的身心平衡状态发生变化，继而表现出某些特定的临床症状和体征，严重者甚至影响学习、工作和日常生活，又称"功法偏差"。古代文献中多将它称为走火或入魔，这是功法锻炼者必须注意防止的。

1. 常见表现

（1）内气不止：功法锻炼到一定程度，练习者自觉体内有一股热气流或如火团（个别为凉气)循序在体内运转,具有强壮身体、防治疾病的作用。但如果气机不畅,内气停滞在身体的某一部位(穴位)滞而不通,或内气在体内不循常道而流窜,则会出现诸如热烫难忍或胀满难受的感觉,影响练功者正常的生活和工作,称为内气不止、岔气或气窜。

(2)外动不已:功法锻炼过程中出现的身体摇动现象,称为"外动"。正常情况下,机体感觉舒适后会自然停止。如果身体摇动剧烈,甚至不可控制而失去常态,即为外动不已。

(3)走泄:是指男子在功法锻炼过程中,由于不能固精而出现的遗精、滑精现象,又称"走丹"。严重者可致精力不集中、全身乏力等精血虚衰现象。

(4)走火:"火"是指功法锻炼中的意念。走火是指功法锻炼者运用强烈的意念、急重的呼吸而导致头目胀痛、气血逆流,外动不已,甚至狂躁的一种异常现象。

(5)入魔:"魔"是指功法锻炼中产生的幻景。入魔是指功法锻炼者对锻炼过程中产生的幻景信以为真,导致神昏意乱、躁狂,甚至成为精神病患者的现象。这是功法偏差中较重的一种。

(6)诱发新症:主要是指在指导患者进行医疗练功的过程中,由于呼吸、意守选择不当而致原疾病的症状没有明显改善,却继发心动过速、血压升高或月经过多等其他病症的现象。

2. 主要原因　①初学功法者,没有选择好合适的功法或不得要领而勉强练功。②违反功法锻炼原则和要求,练功中乱用以意领(引)气。③功法锻炼过程中受到外景或内景的意外刺激。④盲目猎奇,朝学夕改,或对功法锻炼过程中出现的幻景刻意追求。⑤以偏概全,形成错误心理。⑥违反某些功法锻炼的禁忌。

3. 常用的处理方法　功法异常效应出现后,首先应明确其原因,有针对性地进行及时的纠正或处理。及时停止功法锻炼,采取各种措施以消除紧张情绪。

(1)手法治疗:局部内气不止者,可用轻快而有节奏的拍法作用于局部;周流全身的内气不止,可先用拍法作用于肺俞、膏肓、命门三穴,继而用拍法依次拍打督脉、膀胱经、胆经,自上而下拍打3~5遍。对于外动不已者,可用放松功做收功。

(2)心理治疗:走火者嘱其多观外景,搅海咽津以熄火;入魔者应按精神疾病规范治疗。

(3)对症处理:对走泄、走火、入魔或诱发新症的患者,应根据其气血阴阳的偏盛和偏衰情况,运用中医中药辨证施治。必要时,应采用中西医综合治疗。

4. 常用的预防方法　对于出现的功法异常效应,应以预防为主。功法锻炼者应在有经验的老师或医生的科学指导下,选择适宜的功法,确定适当的运动量,有步骤、有计划、循序渐进地进行锻炼,并根据锻炼情况及时调整功法锻炼计划。功法锻炼者应选择适宜的练功环境。功法锻炼者需保持良好的心理状态,提高道德修养,在情绪波动等异常情况下暂停练功。随着练功程度的深入,内气增强,气血活跃,功法锻炼者可能会出现一过性的幻觉、幻景,这属于正常现象,但不可一味追求练功中出现的景象。

五、实训要求

1. 实训目的

（1）知识目标：掌握传统功法的分类、锻炼要点（基本原则、形体、呼吸、意念）、注意事项（运动量、正常效应）等基础知识。

（2）技能目标：①学会卧功（仰卧式、侧卧式）、坐功（平坐式、盘坐式、自然盘坐式、靠坐式）、站功（自然站式、按球站式、抱球站式）的术式、动作要领。②学会传统功法的基本身形，呼吸，意念的运用。

（3）学习态度与价值观（情感）：培养学生天人一体观的中医思维，统一协作的团队精神，踏实、勤奋的学习态度，以及摒弃浮躁、朴实无华的生活作风。

2. 实训内容　①传统功法的锻炼要点（基本原则、形体、呼吸、意念）。②练习卧功（仰卧式、侧卧式）、坐功（平坐式、盘坐式、自然盘坐式、靠坐式）、站功（自然站式、按球站式、抱球站式）。③注意自查、互查功法练习后的状态，做到避风、养胃、休整。

第二节　站桩功

一、站桩功的分类和作用

站桩功是以站立式为主的传统锻炼功法。通过站桩功的练习，全身或局部的松紧度呈持续的静力性状态，从而达到强身保健、防治疾病的作用。

1. 分类　站桩功至今已经形成了众多的流派。如按姿势来分有自然式站桩、三圆式站桩、下按式站桩、伏虎式站桩、休息式站桩、少林剑指式站桩等。如以其姿势难度来分，则可分高位站桩、中位站桩和低位站桩3种。

（1）高位站桩：站桩架势高，膝关节微屈，膝盖一般不超过脚尖，运动量较小，适合于年老体弱者锻炼。

（2）中位站桩：是介于高、低位站桩之间的一种架势，膝关节夹角约130°，运动量适中，适合强身健体使用。

（3）低位站桩：站桩架势低，膝关节夹角约90°，运动量较大，适合于强身和康复期患者锻炼。

2. 作用　站桩功具有协调脏腑、平衡机体、强壮体魄的功能，对神经衰弱、高血压、糖尿病等神经内分泌疾病及慢性软组织损伤性疾病等均有康复治疗作用。

二、站桩功的姿势

1. 自然式站桩　身体自然直立，呼吸调匀，精神放松。左脚向左横跨一步，两脚平行，与肩等宽。膝关节微屈，松胯收腹。两手垂于体侧，掌心向内，肘关节微屈。十指分开,指间关节自然微屈,掌心内凹。保持头正身直,虚灵顶劲,含胸拔背,沉肩虚腋,直腰蓄腹,两膝微屈,两目微闭或似看非看前方。两唇轻合,舌抵上腭,下颌内收,面带微笑。

2. 三圆式站桩　虚灵顶劲,含胸拔背,沉肩垂肘,松腰收腹,两膝微屈,两脚与肩同宽,脚尖内扣,尽量向内,形成一个圆形;两臂抬起与肩平,肘略低于肩,作环抱树干状,呈圆形;两手十指自然张开,两手心相对,如抱球状,呈圆形。以上即称为"三圆"。根据手臂弯曲程度的大小,可分为抱球式和环抱式两种。屈曲较小,称抱球式;屈曲较大,称环抱式。抱球式动作,上肢呈半圆形,两手呈抱球状,掌心相对,手指相对,高度与胸相平;环抱式动作,两手似抱树,掌心朝内,置离胸前两尺左右。目光平视或视向前下方。站立姿势可按本人情况,取高、中、低位来练习。

3. 下按式站桩　两脚自然分开,与肩同宽,两臂自然下垂于体侧,手腕背伸,两手指伸直向前,手掌与地面平行,掌心朝下,掌心似按向地面。目光平视或视向前下方,其余同自然式站桩。

4. 伏虎式站桩　左脚向左前方跨出一步,右脚在后,身体往下蹲,形成弓步状;前腿屈曲呈90°,后腿蹬直;左手顺势摆在左膝上方约10 cm处,右手放在右膝上方约10 cm处,左手似按住虎头,右手似握虎尾根部,头仰起,眼向左前方注视;右腿在前时,与上述姿势相反。

5. 休息式站桩　站姿同自然式站桩。两掌提至腰后,以腕背部轻置于两"腰眼"穴处,腕关节微屈,十指自然分开,指间关节微屈,掌心内凹。沉肩、垂肘、虚腋,其余要求与自然式站桩相同。

6. 少林剑指式站桩　左脚向左分开,两脚平行,与肩同宽,两膝微屈。在屈膝下蹲的同时,双臂向正前方缓缓抬起,同时双掌自然变为剑指,抬到与肩平。指尖向前,掌心向下,两臂与肩平,呈一直线。上身正直,微收小腹,轻提尾闾,含胸拔背,头项正直,下颌内收,使百会穴、会阴穴和两脚跟连线的中点呈一直线。两脚自然分开,两膝自然弯曲,膝不超过脚尖,膝与脚尖呈一直线。两眼平视,双目微闭,似看非看。全身放松,松而不懈。

三、站桩功的练习

站桩锻炼时动作、呼吸、意念要协调统一。在初练阶段采用自然呼吸,待练习一段时间有了一定功底之后,则慢慢将呼吸融入意念之中,全神贯注地体会各种练功的意境。

训练时应针对不同的个体选择站桩的训练量。训练量过大,疏泄太过;训练量过小,则不能调动人体正气,难以达到练功目的。站桩功的训练量由练功姿势、练功时间、训练频度、持续时间、意念内容与强度等决定。一般而言,初学者可首选一种桩势练习,时间从5 min开始,逐步增加到60 min,每天练习2～3次,连续1～3个月为1个疗程,意念宜简单。

四、实训要求

1. 实训目的

(1)知识目标:掌握自然式站桩、三圆式站桩、下按式站桩、伏虎式站桩、休息式站桩、少林剑指式站桩的方法。

（2）技能目标：学会自然式站桩、三圆式站桩、下按式站桩、伏虎式站桩、休息式站桩、少林剑指式站桩的术式、动作要领及练习步骤。

（3）学习态度与价值观（情感）：培养学生天人一体观的中医思维，统一协作的团队精神，踏实、勤奋的学习态度，以及摒弃浮躁、朴实无华的生活作风。

2.实训内容　①自然式站桩、三圆式站桩、下按式站桩、伏虎式站桩、休息式站桩、少林剑指式站桩。②站桩锻炼时的动作、呼吸、意念要协调统一。站桩锻炼注意循序渐进。

第三节　常用传统功法

一、八段锦

八段锦是我国经典传统保健功法之一，由八段如"锦"缎般优美、柔顺的动作组成，最早见于宋代洪迈《夷坚志》，是内练精气神的保健养生功。八段锦不但是人们防治疾病的常练功法，还是强身健体、提高体力常练的功法之一。八段锦共八节，结合功法动作和功效特点，每节均冠以七字名称，以便于记忆和习练。

（一）习练步骤

1.两手托天理三焦

（1）预备：两脚并拢，自然站立；肩臂松垂于体侧；头项正直，用意轻轻上顶，下颌微内收，眼向前平视；勿挺胸，勿驼背，腹部内收，勿前凸，腰部直立，宜放松。精神内守，神态安宁，呼吸自然。其他各段的预备动作，均与此式相同。

（2）交叉上举：左脚向左平跨一步，与肩同宽；两手腹前交叉；眼看前方。

（3）侧分前俯：两手向体侧左右分开下落，呈侧平举，掌心向上；之后，两膝伸直，上体前俯，两手翻掌向下，在膝部下方十指交叉互握。

（4）直体翻掌：上体抬起，两手沿身体中线上提至胸前，翻掌上托至头上方，两臂伸直上顶，提踵，抬头，眼视手背。

（5）收式：脚跟落地，两手侧分下落，左脚收回，并步直立。

2.左右开弓似射雕

（1）预备：同"两手托天理三焦"预备。

（2）马步平举：左脚向左平跨一大步，屈膝下蹲，呈马步；两手提至侧平举。

（3）右盘合抱：两臂屈肘交叉于胸前，右手在外，两掌心向里；同时重心左移，右脚屈膝提起，脚踝盘在左大腿上，右脚下落。

（4）左推拉弓：右手握拳，屈肘向右平拉；左手呈八字状，拇指向上，掌心朝外，缓缓用力向左推出，高与肩平。

（5）收式：两手经体侧下落，左脚收回，并步直立。以上为左式动作，后接右式动作。

右式与左式动作相同,唯左右相反。

3. 调理脾胃须单举

(1)预备:同"两手托天理三焦"预备。

(2)开步上举:左脚向左平开一步,与肩同宽,两掌仰掌向上,十指相对,从体前上托,至胸平。

(3)上举下按:右手翻掌上举,至手臂伸直,指尖朝左;左手翻掌下按于体侧,至手臂伸直,指尖朝前。

(4)收式:两臂带动两掌于体侧划弧,至平举,然后下落,收回左脚,右式与左式动作相同,唯左右相反。

4. 五劳七伤往后瞧

(1)预备:同"两手托天理三焦"预备。

(2)开掌旋臂:左脚向左平开一步,与肩同宽。两手臂外旋,外展约30°,两掌旋开,掌心朝外。

(3)转头后瞧:随呼吸旋转颈项,向左转头,至目视后方。

(4)收式:随呼气转回头颈,两臂转回,下落于体侧,并步直立。以上为左式动作,下面为右式动作,右式与左式动作相同,唯左右相反。

5. 摇头摆尾去心火

(1)预备:同"两手托天理三焦"预备。

(2)马步下按:左脚向左平跨一大步,呈马步;两手经体侧上举至头前交叉,下落按于膝上,虎口向里。

(3)左俯摇转:上体向右前方探俯,最大幅度向左摇转,左腿蹬伸,重心右移,拧腰切胯;眼视右下方。

(4)右俯摇转:与左俯摇转相同,唯方向相反。

(5)马步环抱:上体直起,两手划弧胸前环抱,掌心向里,指尖相对。

(6)向左平绕:上体稍向右转,两臂随之摆动。上体自左向右环绕1周,两臂随之平绕1周,呈马步胸前环抱姿势。

(7)向右平绕:与向左平绕相同,唯方向相反。

(8)收式:两手落于体侧,左脚收回,并步直立。

6. 双手攀足固肾腰

(1)预备:同"两手托天理三焦"预备。

(2)上举后仰:两臂体前上举至头顶,掌心向前。

(3)俯身攀足:上体前俯,两手指攀握脚尖,直膝。

(4)直立上行:上体直起,两手沿大腿内侧上行至腹前。

(5)按腰后仰:两手左右分开,沿带脉向后按于肾俞穴;上体后仰,抬头。

(6)收式:两手落于体侧,并步直立。

7. 攒拳怒目增气力

(1)预备:同"两手托天理三焦"预备。

(2)马步握拳:左脚向左平跨一步,屈膝下蹲,呈马步;两手握拳于腰间。

（3）马步冲拳：左拳向前冲出,拳眼向上,两眼瞪视左拳,左拳收回。右拳向前冲出,拳眼向上,两眼瞪视右拳,右拳收回。

（4）弓步叉拳：上体左转,呈左弓步;同时,两拳体前交叉。

（5）上举平劈：两拳交叉上举至头上方,左右分开,向下劈拳,拳眼向上,高与肩平;眼视右拳。

（6）马步握拳：上体右转成马步;两拳收于腰间,拳心向上。

（7）弓步叉拳：同第（4）式,唯方向相反。

（8）上举平劈：同第（5）式,唯方向相反。

（9）马步合抱：上体左转,成马步;两臂屈肘交叉抱于胸前,拳心向内。

（10）伸肘崩拳：两臂伸肘,向两侧冲拳,眼平视。

（11）收式：两臂下落体侧,左脚收回,并步直立。

8.背后七颠百病消

（1）预备：同"两手托天理三焦"预备。

（2）提踵点地：两臂外展30°,向右转掌;上提足跟,至脚尖点地。

（3）上下抖动：脚跟不着地,身体上下抖动7次,再尽力提踵,头向上顶;随之脚跟轻轻着地,两手落于体侧。

（4）结束动作：两臂经体侧上举于头顶上方,配合吸气;再经体前徐徐下按至腹前,配合呼气。重复多次后,立正还原。

（二）呼吸要求

初练者,以自然呼吸为主,待练到一定程度后,可逐渐与动作配合。

（三）意念要求

意念自然,要"似守非守,绵绵若存",过于用意会造成气滞血瘀、精神紧张。松静自然,既是八段锦练习的基本要领,也是最根本的法则。

（四）习练要点

1.做好准备　练习八段锦前,要做好准备工作,换穿宽松衣服、练功鞋或软底布鞋,停止剧烈的脑力、体力活动。练功中,每段动作要求伸展、缓慢、柔和,肌肉放松,用力适度,切不可用蛮力、僵力。神态上要安宁祥和,精神内守,排除一切杂念。练习完毕,应注意保暖,不可当风。

2.循序渐进　八段锦共有八段,可视每人具体情况,选择其中一段或几段或整套进行锻炼,但应循序渐进,持之以恒。练习时间、强度因人而异,一般以每天1~2次,每次练至微微汗出为宜。

（五）习练功用

1.两手托天理三焦　通调三焦气机,有利于培育元气,对支气管哮喘、功能性消化不良、便秘、慢性胆囊炎、失眠及脊柱相关疾病有效。

2. 左右开弓似射雕　颈、胸、腰的左右拧转,可改善各部位的血液循环,达到宽胸理气、增强心肺功能的作用。

3. 调理脾胃须单举　舒散脾胃气滞、疏通中焦气血。通过本式的抻拉动作,使经过胸腹部的足太阴脾经、足阳明胃经得到舒展,特别是使肝、胆、脾、胃等脏器受到牵拉,可增强胃肠蠕动,使脾胃功能得到调理。

4. 五劳七伤往后瞧　脊柱拧转可使督脉气血通畅,从而增加脑部供血、加强心肺功能、调理脾胃,并能强腰健肾。对“诸虚劳损”“五劳七伤”所指的各种虚损性疾病有一定的疗效。

5. 摇头摆尾去心火　手少阴心经和足少阴肾经得到疏通调节,使居于下焦之肾水上升,以清养心火,从而达到水火既济、阴平阳秘。

6. 双手攀足固肾腰　腰部俯仰动作刺激督脉及足太阳膀胱经腧穴,锻炼了人体脊柱功能,故能固肾壮腰,对腰肌劳损、坐骨神经痛及泌尿系统疾病有一定的疗效。

7. 攒拳怒目增气力　“攒拳”可激发足厥阴肝经经气,以致筋骨强健,气力倍增;“怒目”则可疏泄肝气、调和气血。

8. 背后七颠百病消　补益肾气、疏通经络、调和气血。适当的振动对人体骨骼、肌肉、内脏等均是有益的,久练可增强人体抵抗力,祛病强身。

二、五禽戏

五禽戏是一种古老的传统功法,“五”指模仿虎、鹿、熊、猿、鸟(鹤)5 种动物的动作;“禽”指禽兽,古代泛指动物;“戏”在古代是指导引练功的方式。相传此功法是由华佗在前人导引功法的基础上所创造,故又称“华佗五禽戏”。

练虎戏时,要表现出威猛的神态,目光炯炯,摇头摆尾,扑按搏斗等,有助于强壮体力。练鹿戏时,要仿效鹿的心静体松、姿势舒展,把鹿的探身、仰脖、缩颈、奔跑、回首等神态表现出来,有助于舒展筋骨。练熊戏时,要像熊那样浑厚沉稳,表现出撼运、抗靠、步行时的神态。熊外形笨重,走路软塌塌,实际上在沉稳之中又富有轻灵。练猿戏时,要仿效猿猴那样敏捷好动,表现出纵山跳涧、攀树蹬枝、摘桃献果的神态。猿戏有助于锻炼灵活性。练鸟戏要表现出亮翅、轻翔、落雁、独立等动作。

后世医家、养生家因师传之变异,或根据“五禽戏”基本原理不断发展变化,创编了众多的“五禽戏”套路。虽然各法动作锻炼重点有所不同,但其基本精神则大同小异。本节五禽戏的动作参照国家体育总局推出的健身气功五禽戏,并参照《三国志·华佗传》的记载编写,共有五戏,每戏两式,加预备式和收式共十二式。

(一)习练步骤

预备式

1. 两脚并拢,下肢自然伸直;两手自然垂于体侧;胸腹放松,头项正直,下颌微收,舌抵上腭,目视前方。

2. 左脚向左平开一步,稍宽于肩,两膝微屈,松静站立;调息数次,意守丹田。

3. 肘微屈,两臂在体前向上、向前平托,掌心向上,配合吸气。

4. 两肘屈曲内合,两掌向内翻转,并缓慢下按于腹前,配合呼气。

重复3、4动作两遍后,两手自然垂于体侧。

第一戏　虎戏

虎戏锻炼时要体现虎的威猛。神发于目,虎视眈眈;威生于爪,伸缩有力;神威并重,气势凌人。

第一式　虎举

1. 接上式。两手掌心向下,十指撑开,再弯曲成虎爪状(虎爪:五指张开,屈指间关节内扣,虎口撑圆),目视两掌。

2. 随后,两手外旋,由小指先弯曲,其余四指依次弯曲握拳,两拳沿体前缓慢上提。至肩前时,十指撑开,举至头上方,再弯曲成虎爪状。

3. 两掌外旋握拳,拳心相对,目视两拳。

4. 两拳下拉至肩前时,变掌下按。沿体前下落至腹前,十指撑开,掌心向下,目视两掌。

重复1~4动作3遍后,两手自然垂于体侧,目视前方。

第二式　虎扑

1. 接上式。两手握空拳,沿身体两侧上提至肩前上方。

2. 两手向上、向前划弧,十指弯曲成"虎爪",掌心向下;同时上体前俯,挺臂塌腰,目视前方。

3. 两腿屈膝下蹲,收腹含胸;同时,两手向下划弧至两膝侧,掌心向下;目视前下方。随后,两腿伸膝,送髋,挺腹,后仰;同时,两掌握空拳,沿体侧向上提至胸侧;目视前上方。

4. 左腿屈膝提起,两手上举。左脚向前迈出一步,脚跟着地,右腿屈膝下蹲,成左虚步;同时上体前倾,两拳变"虎爪"向前、向下扑至膝前两侧,掌心向下;目视前下方。随后上体抬起,左脚收回,开步站立;两手自然下落于体侧;目视前方。

5~8动作同1~4,但左右相反。

重复第1~8动作1遍后,两掌向身体侧前方举起,与胸同高,掌心向上,目视前方。两臂屈肘,两掌内合下按,自然垂于体侧,目视前方。

第二戏　鹿戏

鹿喜挺身眺望,好角抵,运转尾闾,善奔走,通任、督二脉。习练鹿戏时,动作轻盈舒展,神态安闲雅静。

第一式　鹿抵

1. 接上式。两腿微屈,身体重心移至右腿,左脚经右脚内侧向左前方迈步,脚跟着地;同时,身体稍右转;两掌握空拳,向右侧摆起,拳心向下,高与肩平;目随手动,视右拳。

2.身体重心前移。左腿屈膝,脚尖外展踏实,右腿伸直蹬实,同时,身体左转,两掌成"鹿角"(中指、环指弯曲,其余三指伸直张开),向上、向左、向后划弧,掌心向外,指尖朝后,左臂弯曲外展平伸,肘抵靠左腰侧。右臂举至头前,向左后方伸抵,掌心向外,指尖朝后,目视右脚跟。随后,身体右转,左脚收回,并步站立。同时两手向上、向右、向下划弧,两掌握空拳下落于体前;目视前下方。

3~4动作同1~2,但左右相反。

5~8动作同1~4,重复1~8动作1遍。

第二式　鹿奔

1.接上式。左脚向前跨一步,屈膝,右腿伸直成左弓步;同时,两手握空拳,向上、向前划弧至体前,高与肩平,与肩同宽,拳心向下;目视前方。

2.身体重心后移;左膝伸直,全脚掌着地;右腿屈膝;低头,弓背,收腹;同时,两臂内旋,两掌前伸,掌背相对,拳变"鹿角"。

3.身体重心前移,上体抬起;右腿伸直,左腿屈膝,呈左弓步;松肩沉肘,两臂外旋,"鹿角"变空拳,高与肩平,拳心向下;目视前方。

4.左脚收回,开步直立;两拳变掌,回落于体侧;目视前方。

5~8动作同1~4,但左右相反。

以上重复1~8动作1遍后,两掌向身体侧前方举起,与胸同高,掌心向上;目视前方。屈肘,两掌内合下按,自然垂于体侧,目视前方。

第三戏　熊戏

熊戏锻炼时,要表现出熊憨厚沉稳、松静自然的神态。运式外阴内阳,外动内静,外刚内柔,以意领气,气沉丹田;步态笨重拖沓,其实笨中生灵,蕴含内劲,沉稳之中显灵敏。

第一式　熊运

1.接上式。两掌成"熊掌"(熊掌:手握空拳,拇指压于示指指甲上,虎口撑圆),拳眼相对,垂手下腹部,目视两拳。

2.以腰、腹为轴,上身做顺时针摇晃;同时,两拳随之沿右肋部、上腹部、左肋部、下腹部划圆,目随上体摇晃环视。

3~4动作同1~2。

5~8动作同1~4,但左右相反,上身做逆时针摇晃,两拳随之划圆。做完最后一个动作后,两拳变掌下落,自然垂于体侧,目视前方。

第二式　熊晃

1.接上式。身体重心右移,左髋上提,牵动左脚离地,再微屈左膝。两掌握空拳成"熊掌"。目视左前方。

2.身体重心前移;左脚向左前方落地,全脚掌踏实,脚尖朝前,右腿伸直;身体右转,左臂内旋前靠,左拳摆至左膝前上方,拳心朝左;右拳摆至体后,拳心朝后;目视左前方。

3.身体左转,重心后坐;右腿屈膝,左腿伸直;拧腰晃肩,带动两臂前后弧形摆动。右拳摆至右膝前上方,拳心朝右;左拳摆至体后,拳心朝后。目视右前方。

4.身体右转,重心前移;左腿屈膝,右腿伸直。同时,左臂内旋前靠,左拳摆至左膝前上方,拳心朝左。右掌摆至体后,拳心朝后,目视左前方。

5~8动作同1~4,但左右相反。

重复1~8动作1遍后,左脚上步,开步站立;同时,两手自然垂于体侧。两掌向身体侧前方举起,与胸同高,掌心向上;目视前方。屈肘,两掌内合下按,自然垂于体侧,目视前方。

第四戏 猿戏

猿生性好动,机智灵敏,善于跳跃,折枝攀树,不知疲倦。习练"猿戏"时,外练肢体的轻灵敏捷,欲动则如疾风闪电,迅敏机警;内练精神的宁静,欲静则似静月凌空,万籁无声,从而达到"外动内静""动静结合"。

第一式 猿提

1.接上式。两掌在体前,手指伸直分开,再捏紧成"猿钩"(五指并拢,呈梅花状屈腕)。

2.两钩手上提至胸,两臂夹紧,两肩上耸,颈项回缩,收腹提肛;同时,脚跟提起,头慢慢转向左;目随头动,视身体左侧。

3.头转正,两肩下沉,松腹落肛,脚跟着地;"猿钩"变掌,掌心向下;目视前方。

4.两掌沿体前下按落于体侧。

5~8动作同1~4,但头向右转。

重复1~8动作1遍。

第二式 猿摘

1.接上式。左脚向左后方退步,脚尖点地,右腿屈膝,重心落于右腿;同时,左臂屈肘,左拳成"猿钩"收至左腰侧;右拳向右前方自然摆起,掌心向下。

2.身体重心后移;左脚踏实,屈膝下蹲,右脚收至左脚内侧,脚尖点地,成右丁步;同时,右掌向下经腹前向左上方划弧至头左侧,掌心对太阳穴;目先随右掌动,再突然转头注视右前上方。

3.右掌内旋,掌心向下,沿体侧下按至左髋侧;目视右掌。右脚向右前方迈出一大步,左腿蹬伸,身体重心前移;右腿伸直,左脚脚尖点地;同时,右掌经体前向右上方划弧,举至右上侧变"猿钩",稍高于肩;左掌向前、向上伸举,屈腕撮钩,成采摘式;目视左掌。

4.身体重心后移;左掌由"猿钩"变为"握固"(握固:拇指屈曲,指端压于环指根部,其余四指握拳);右手变掌,自然回落于体前,虎口朝前。随后,左腿屈膝下蹲,右脚收至左脚内侧,脚尖点地,成右丁步;同时,左臂屈肘收至左耳旁,掌指分开,掌心向上,成托桃状;右掌经体前向左划弧至左肘下捧托;目视左掌。

5~8 动作同 1~4,但左右相反。

重复 1~8 动作 1 遍后,左脚向左横开一步,两腿直立;同时,两手自然垂于体侧。两掌向身体侧前方举起,与胸同高,掌心向上;目视前方。屈肘,两掌内合下按,自然垂于体侧,目视前方。

第五戏 鸟戏

鸟戏取形于鹤。鹤是轻盈安详的鸟类,人们提及它时往往取意它的健康长寿。习练时,要表现出鹤的昂首挺拔、悠然自得的神韵。仿效鹤翅飞翔,抑扬开合。两臂上提,伸颈运腰,真气上引;两臂下合,含胸松腹,气沉丹田。活跃周身经络,灵活四肢关节。

第一式 鸟伸

1.接上式。两腿微屈下蹲,两掌在腹前相叠。

2.两掌向上举至头前上方,掌心向下,指尖向前;身体微前倾,提肩,缩项,挺胸,塌腰;目视前下方。

3.两腿微屈下蹲;同时,两掌相叠下按至腹前;目视两掌。

4.身体重心右移;右腿蹬直,左腿伸直向后抬起;同时,两掌左右分开,掌成“鸟翅”(鸟翅:五指伸直,中指、环指略低,其余三指背伸),向体侧后方摆起,掌心向上;抬头,伸颈,挺胸,塌腰;目视前方。

5~8 动作同 1~4,但左右相反。

重复 1~8 动作 1 遍后,左脚下落,两脚开步站立,两手自然垂于体侧;目视前方。

第二式 鸟飞

1.接上式。两腿微屈;两掌呈“鸟翅”合于腹前,掌心向上;目视前下方。

2.右腿伸直独立,左腿屈膝提起,小腿自然下垂,脚尖朝下;同时,两掌呈展翅状,在体侧平举向上,稍高于肩,掌心向下;目视前方。

3.左脚下落在右脚旁,脚尖着地,两腿微屈;同时,两掌合于腹前,掌心相对;目视前下方。

4~5 动作同 1~2,但左右相反。

重复 1~5 动作 1 遍后,两掌向身体侧前方举起,与胸同高,掌心向上;目视前方。屈肘,两掌内合下按,自然垂于体侧,目视前方。

收式 引气归元

1.两掌经体侧上举至头顶上方,掌心向下,吸气。

2.两掌指尖相对,沿体前缓慢下按至腹前;目视前方,呼气。重复 1~2 动作 2 遍。

3.两手缓慢在体前划平弧,掌心相对,高与脐平;目视前方。

4.两手在腹前合拢,虎口交叉,叠掌;眼微闭静养,调匀呼吸,意守丹田。

5.数分钟后,两眼慢慢睁开,两手合掌,在胸前搓擦至热。

6.掌贴面部,上下擦摩,浴面 3~5 遍。

7. 两掌向后沿头顶、耳后、胸前下落，自然垂于体侧；目视前方。

8. 左脚提起向右脚并拢，前脚掌先着地，随之全脚踏实，恢复成预备式，目视前方。

（二）呼吸要求

练功前，先调匀呼吸。在每一戏锻炼中，呼吸要自然平稳，不可张口喘息，宜采用腹式呼吸。

（三）意念要求

意守丹田，排除杂念，用意想着脐下小腹部，有助于形成腹式呼吸，做到上虚下实。

（四）习练要点

1. 全身放松　练功时，不仅肌肉要放松，思想神态也要放松，使动作柔中有刚，柔和连贯，不致僵硬。

2. 形、神、意、气　练习五禽戏时，必须把握好"形、神、意、气"4 个方面。"形"，即练功时的姿势。要根据动作的名称含义，做出与之相适应的动作造型，动作到位，合乎规范，努力做到"演虎像虎""学熊似熊"。"神"，即神态、神韵。习练功法时，应做到"惟神是守"。"意"，即意念、意境。在习练中，要尽可能排除不利于身体健康的情绪和思想，使思想集中，排除杂念，做到心静神凝。"气"即指练功时对呼吸的锻炼，也称调息，即习练者有意识地注意呼吸调整。

3. 认真练习　五禽戏虽然动作相对简单，容易学会，但要练得纯熟，动作细化、精化，必须经过一段时间的认真练习。因此，初学者必须先掌握动作的姿势变化和运行路线，初步做到"摇筋骨，动肢节"即可。随后，在练习中要注意动作的细节，可采取上、下肢分解练习，再过渡到以腰为轴的完整动作练习，最后进行完整功法的练习，使动作符合规范，并达到熟练的程度。此时，就要注意动作和呼吸、意识、神韵的结合，充分理解动作的内涵和意境，真正达到"形神兼备、内外合一"。

（五）习练功用

1. 虎举　两掌举起，吸入清气；两掌下按，呼出浊气。一升一降，疏通三焦气机，调理三焦功能；手呈"虎爪"变拳，可增强握力，改善上肢远端的血液循环。

2. 虎扑　引腰前伸，增加了脊柱各关节的柔韧性和伸展度，可使脊柱保持正常的生理弧度；脊柱运动能增强腰部肌肉力量，对常见的腰部疾病有防治作用；脊柱的前后伸展折叠，牵动任、督二脉，起到调理阴阳、疏通经络、推动气血运行的作用。

3. 鹿抵　尾闾运转可起到强腰补肾、强筋健骨的功效，从而防止腰部疾病的发生。

4. 鹿奔　两臂内旋前伸，肩、背部肌肉得到牵拉，对颈肩综合征、肩关节周围炎等病症有防治作用；重心后坐，意在疏通督脉经气，具有振奋全身阳气的作用。

5. 熊运　活动腰部关节和肌肉，可防治腰肌劳损及软组织损伤；腰腹转动，两掌划圆，引导内气运行，可加强脾胃的运化功能；运用腰、腹摇晃，对消化器官进行体内按摩，可防治消化不良、腹胀纳呆、便秘腹泻等。

6. 熊晃　身体晃动,意在两胁,调理肝脾;提髋行走,加上落步的微震,可增强髋关节周围肌肉的力量,提高平衡能力,有助于防治下肢无力、髋关节损伤、膝痛等症。

7. 猿提　"猿钩"的快速变化,可增强神经-肌肉反应的灵敏性;两掌上提时,缩项,耸肩,团胸吸气,挤压胸腔和颈部血管;两掌下按时,伸颈,沉肩,松腹,扩大胸腔体积,可增强呼吸,按摩心脏,改善脑部供血;提踵直立,可增强腿部力量,提高平衡能力。

8. 猿摘　眼神的左顾右盼,有利于颈部运动,促进脑部的血液循环;模拟猿猴在采摘桃果时愉悦的心情,可减轻大脑神经系统的紧张度,对神经紧张、精神抑郁等有防治作用。

9. 鸟伸　两掌上举吸气,扩大胸腔;两手下按,气沉丹田,呼出浊气,可加强肺的吐故纳新功能,增加肺活量,改善慢性支气管炎、肺气肿等的症状。两掌上举,作用于大椎和尾闾,督脉得到牵动;两掌后摆,身体呈反弓状,任脉得到拉伸。这种松紧交替的练习方法,可增强疏通任、督二脉经气的作用。

10. 鸟飞　两臂的上下运动可改变胸腔容积,若配合呼吸运动可起到按摩心肺的作用,增强血氧交换能力;拇指、示指的上翘紧绷,意在刺激手太阴肺经,加强肺经经气的流通,提高心肺功能;提膝独立,可提高人体平衡能力。

三、六字诀

六字诀,即六字气诀养生法,是我国古代流传下来的一种养生方法,为吐纳法。六字诀最早见于南北朝陶弘景的《养性延命录》,书中记载:"凡行气,以鼻纳气,以口吐气,微而行之,名曰长息。纳气有一,吐气有六。纳气一者谓吸也,吐气六者谓吹、呼、嘻、呵、嘘、呬,皆出气也。凡人之息,一呼一吸元有此数。欲为长息吐气之法。时寒可吹,时温可呼,委曲治病,吹以去风,呼以去热,嘻以去烦,呵以下气,嘘以散滞,呬以解极。"此后,历代医家也均有论述,见仁见智,各有侧重。如唐代孙思邈的《千金方》、汪昂《医方集解》、龚廷贤《寿世保元》、冷谦《妙龄修旨》中都有功理功法的说明。本功法的操作核心内容是呼气吐字,并有6种变化,就是在呼气时分别用"嘘、呵、呼、呬、吹、嘻"6个字的不同发音口型,唇齿喉舌的用力不同,以牵动不同的脏腑经络气血的运行,并辅以相应的肢体动作和意念,来调整肝、心、脾、肺、肾人体五大系统,以及三焦乃至全身的气脉运行,进而达到柔筋健骨、强壮脏腑、调节心理等强身健体、养生康复的目的。

（一）习练步骤

预备式

自然站立,两脚分开,与肩同宽,头正颈直,百会朝天,内视小腹,嘴唇轻闭,舌抵上腭,沉肩坠肘,两臂自然下垂,两腋虚空,肘微屈,含胸拔背,松腰塌胯,两膝微屈。呼吸自然平稳,目视前下方,面带微笑,全身放松。每次练功时预备式可以多站一会儿,待呼吸微微绵绵、全身松静自然时再开始练功。

起势:屈肘,两掌十指相对,掌心向上,缓缓上托至胸,与乳平;两掌内翻,掌心向下,微屈膝下蹲,身体后坐,同时两掌内旋,缓缓向前拨出至两臂成圆,两掌缓缓下按至肚脐前;两掌外旋,掌心向内;起身,两掌缓缓收拢至脐前,虎口交叉相握,轻捂肚脐,静养片刻,自然呼吸,目视前下方。

第一式 "嘘"字诀

发音与口型:"嘘"字音"xū"(读需,音平),属牙音。发声吐气时,两唇和牙齿微张开,舌放平,嘴角后引,槽牙上下平对,中留缝隙,槽牙与舌边亦有空隙。发声吐气时,气从槽牙间、舌两边的空隙中呼出体外。

动作操作:两手松开,掌心向上,小指轻贴于腰际,缓缓向后收到腰间;两脚不动,身体向左转90°,同时右掌从腰间向身体左侧伸出,与肩同高,并配合口吐"嘘"字音,眼睛随之慢慢睁圆,目视右掌伸出方向;右掌沿原路慢慢收回腰间,同时身体随之转回正前方,目视前下方;然后身体向右转动,伸左掌,呼"嘘"字音,动作及要领与前相同,但方向相反。如此左右交替练习,共做6次。

第二式 "呵"字诀

发音与口型:"呵"字音"hē"(读喝,音平),属舌音。发声吐气时,两唇和牙齿张开,舌头稍后缩,气从舌与上腭之间缓缓吐出体外。

动作操作:两掌微微上提,指尖朝向斜下方,屈膝下蹲;同时,两掌缓缓向前下约45°方向插出;屈肘收臂,两掌靠拢,两掌小指侧相靠,掌心向上呈捧掌,约与脐平,目视两掌心,两膝缓缓伸直,同时屈肘,两掌捧至胸前,转成掌心向内,两中指约与下颏同高,两肘外展,与肩同高,两掌内翻,掌指朝下,掌背相靠,缓缓下插,同时口吐"呵"字音。两掌下插与脐平时,微屈膝下蹲,两掌内旋,掌心向外,缓缓向前拨出至两臂成圆。第二遍,两掌外旋呈捧掌,然后重复前面的动作,反复6遍。

第三式 "呼"字诀

发音与口型:"呼"字音"hū"(读乎,音平),属喉音。发声吐气时,口唇撮圆,舌体稍下沉,气从喉出后,在口腔形成一股中间气流,经撮圆的口唇呼出体外。

动作操作:当上式最后一次两掌向前伸出后,外旋,转掌心向内对准,两膝缓缓伸直,同时两掌缓缓合拢,至肚脐前约10 cm;微屈膝下蹲,口吐"呼"字音,同时两掌向外撑,至两臂呈圆形;然后再合拢,外撑,如此反复练习6遍。

第四式 "呬"字诀

发音与口型:"呬"字音"sī"(读思,音平),属齿音。发声吐气时,上下门牙对齐,留有狭缝,舌尖轻抵下齿,气从门牙齿间呼出体外。

动作操作:接上式,两膝缓缓伸直,同时,两掌自然下落,掌心向上,十指相对,两掌缓缓向上托至胸前与乳平;两肘下落,夹肋,两手顺势立掌于肩前,掌心相对,指尖向上,两肩胛骨向脊柱靠拢,展肩扩胸,藏头缩项,目视前上方;微屈膝下蹲,口吐"呬"字音,同时松肩伸项,两掌缓缓向前平推,逐渐转成掌心向前亮掌,目视前方;两掌外旋腕,转成掌心向内,两膝缓缓伸直,同时屈肘,两掌缓缓收拢至胸前约 10 cm;然后再落肘,夹肋,立掌,展肩扩胸,藏头缩项,推掌,吐"呬",重复练习 6 遍。

第五式　"吹"字诀

发音与口型:"吹"字音"chuī"(读炊,音平),属唇音。发声吐气时,舌体、嘴角后引,槽牙相对,两唇向两侧拉开收紧,气从喉出后,从舌两边绕舌下,经唇间缓缓呼出体外。

动作操作:接上式,两掌前推,然后松腕伸掌,变成掌心向下,两臂向左右分开,经侧平举向后划弧形,再下落至两掌心轻贴腰;两膝下蹲,同时口吐"吹"字,两掌下滑,前摆,屈肘提臂,环抱于腹前,掌心向内,约与脐平;两膝缓缓伸直,同时两掌缓缓收回至腹部,指尖斜向下,虎口相对;两掌沿带脉向后摩运至后腰部,然后再下滑,前摆,吐"吹"字,反复练习 6 遍。

第六式　"嘻"字诀

发音与口型:"嘻"字音"xī"(读希,音平),为牙音。发声吐气时,两唇和牙齿微张,舌尖轻抵下齿,嘴角略从后引并上翘,槽牙上下轻轻咬合,呼气时使气从槽牙边的空隙中经过呼出体外。

动作操作:接上式,两掌自然下落于体前,内旋,掌背相对,掌心向外,指尖向下,目视两掌。两膝缓缓伸直,同时提肘带手,经体前上提至胸,两手继续上提至面前,分掌,外开,上举,两臂呈弧形,掌心斜向上,目视前上方;曲肘,两手经面前收至胸前,两手与肩同高,指尖相对,掌心向下,目视前下方;屈膝下蹲,同时口吐"嘻"字,两掌缓缓下按至肚脐前;两掌继续向下,向左右外分至左右胯旁约 15 cm 处,掌心向外,指尖向下;两掌收至体前,掌背相对,掌心向外,指尖向下,目视两掌;然后再上提,下按,吐"嘻"字,反复练习 6 遍。

收式

接上式,两手外旋,转掌心向内,缓缓收回,虎口交叉相握,轻抚肚脐,同时,两膝缓缓伸直,目视前下方,静养片刻;两掌以肚脐为中心揉腹,顺时针揉 6 圈,逆时针揉 6 圈,两掌松开,两臂自然垂于体侧,目视前下方。

(二)呼吸要求

本法要求采用顺腹式呼吸,先呼后吸。呼气时读字,同时提肛、收小腹、缩肾(环跳穴处肌肉收缩),体重后移至脚跟,脚趾轻微点地;吸气时,两唇轻合,舌抵上腭,全身放松,腹部自然隆起,空气自然吸入,此为"踵息法"。6 个字都可参照此法呼吸。

这种呼吸对人体脏腑产生类似按摩的作用,有利于促进全身气血的运行,并且功效非常明显。初学者呼吸时要注意微微用意,做到吐唯细细,纳唯绵绵,有意无意,绵绵若存,不能用力,绝不可故意用力使腹部鼓胀或收缩。呼吸要求"匀、细、柔、长"。

（三）意念要求

精神内守、思想集中。注意力集中在与动作、呼吸、吐音的配合上，不可过分强调意念的活动，应该保持协调自然。若意念过重，反而达不到松、静、自然的要求。

（四）习练要点

1. 动作　要舒展大方、缓慢柔和、圆活自如，动中有静，静中有动，好似行云流水，婉转连绵，如人在气中，气在人中，体现功法独特的宁静、庄重与柔和之美。

2. 习练顺序　是根据中医学理论中五行与脏腑之间的对应关系，按五行相生次序排列。"嘘、呵、呼、呬、吹、嘻"6个字分别与肝、心、脾、肺、肾、三焦相对应。肝属木，相应于春，四季春为首，故先练嘘字诀；心属火，木生火，故次练呵字诀；再练呼字诀以健脾，是因为脾属土，为火所生；再练呬字诀调肺，肺属金，为土所生；肾属水，金又生水，再练吹字诀以补肾。这样，人体五脏之气都得以补养。三焦主司一身之气，最后练嘻字诀，调理三焦，使全身气血通畅，达到健康长寿的目的。可以按顺序习练，也可以有针对性地练一个或两个字；既可以长期坚持、连续练习六字诀，又可以按季节单独练某一个字。1～3个月就可以见到明显的功效。

3. 功法要领　在于掌握正确的吐音，体会气息流畅，寓意于气，寓气于意，渐渐做到吐唯细细，纳唯绵绵，配合松柔舒缓的动作，产生柔和的内脏按摩作用，从而改善内脏功能，改善全身的血液循环。

4. 功法要求　所有动作特别是肘关节和膝关节要尽量放松，尤其不能影响呼吸吐纳和吐气发声匀、细、柔、长的基本要求。

5. 读音　宜用校正读音的方法来达到初步规范口型的目的，然后用规范的口型来控制体内气息的出入。初学者宜出声练习，且先大声、后小声；熟练后则逐渐转为轻声练习。练习日久、功法纯熟之后，可以转为吐气不发声的"无声"练习方法。

6. 循序渐进、持之以恒　练功时宜选择空气清新、环境幽静的地方，最好穿运动服或比较宽松的服装，以利于动作的完成和身体气血的流通。同时，要始终保持全身放松、心情舒畅、思想安静，专心练功。

（五）习练功用

呼吸吐纳是六字诀的基本特点，它是通过特定的吐音来调整和控制体内气息的升降出入，进而达到平衡脏腑阴阳的目的。在吐音时，配合动作导引，内可调脏腑，外可练筋骨，具有内壮脏腑，外健筋骨的作用。

1. 嘘字诀　可与五脏之肝脏相应，常练习具有泻肝脏浊气、调理肝脏功能、疏通肝经的作用。可用于肝火旺、肝阴虚、肝大、食欲不振、消化不良、眼疾、头晕目眩等病症的治疗。

2. 呵字诀　可与五脏之心脏相应，常练习具有泻心脏浊气、调理心脏功能、疏通心经的作用。可用于心悸、心绞痛、失眠、健忘、出汗过多、舌体糜烂、舌强语謇等病症的治疗。

3.呼字诀 可与五脏之脾脏相应,常练习具有泻脾胃浊气、调理脾胃功能、疏通脾经的作用。可用于脾虚、腹泻、腹胀、皮肤浮肿、肌肉萎缩、脾胃不和、消化不良、食欲不振、便血、女子月经病、四肢乏力等病症的治疗。

4.呬字诀 可与五脏之肺脏相应,常练习具有泻肺脏浊气、调理肺脏功能、疏通肺经的作用。可用于外感伤风、发热咳嗽、痰涎上涌、背痛怕冷、呼吸急促、气短、尿频而量少等病症的治疗。

5.吹字诀 可与五脏之肾脏相应,常练习具有泻肾脏浊气、调理肾功能、疏通肾经的作用。可用于腰腿无力或冷痛、目涩健忘、潮热盗汗、头晕耳鸣、男子遗精或阳痿早泄、女子梦交或子宫虚寒、牙动摇、发脱落等病症的治疗。

6.嘻字诀 可与三焦相应,常练习能起到疏通少阳经脉,调理上、中、下三焦,畅通全身气机的作用。适用于三焦不畅引起的耳鸣、眩晕、喉痛、咽肿、胸腹胀闷、小便不利等病症的治疗。

四、实训要求

1.实训目的

(1)知识目标:掌握八段锦、五禽戏和六字诀的功法组成、锻炼要点和习练功用。了解五禽戏的历史由来。

(2)技能目标:学会八段锦、五禽戏和六字诀的锻炼方法。

(3)学习态度与价值观(情感):培养学生天人一体观的中医思维,统一协作的团队精神,踏实、勤奋的学习态度,以及朴实无华的生活作风。

2.实训内容 八段锦、五禽戏和六字诀的功法组成、锻炼要点和习练功用。

第四章 歌 诀

第一节 中药歌诀

一、十八反

"十八反"歌诀最早见于金·张子和《儒门事亲》。本草明言十八反,半蒌贝蔹及攻乌,藻戟遂芫俱战草,诸参辛芍叛藜芦。

二、十九畏

"十九畏"歌诀首见于明·刘纯《医经小学》。硫黄原是火中精,朴硝一见便相争,水银莫与砒霜见,狼毒最怕密陀僧,巴豆性烈最为上,偏与牵牛不顺情,丁香莫与郁金见,牙硝难合京三棱,川乌草乌不顺犀,人参最怕五灵脂,官桂善能调冷气,若逢石脂便相欺。大凡修合看顺逆,炮爁炙煿莫相依。

三、药性赋

《药性赋》,原书未著撰人,据考证约为金元时期作品。

(一)寒性药

诸药赋性,此类最寒。犀角解乎心热;羚羊清乎肺肝。泽泻利水通淋而补阴不足;海藻散瘿破气而治疝何难。闻之菊花能明目而清头风;射干疗咽闭而消痈毒;薏苡理脚气而除风湿;藕节消瘀血而止吐衄。瓜蒌子下气润肺喘兮,又且宽中,车前子止泻利小便兮,尤能明目。是以黄柏疮用,兜铃嗽医。地骨皮有退热除蒸之效,薄荷叶宜消风清肿之施。宽中下气,枳壳缓而枳实速也;疗肌解表,干葛先而柴胡次之。百部治肺热,咳嗽可止;栀子凉心肾,鼻衄最宜。玄参治结热毒痈,清利咽膈;升麻消风热肿毒,发散疮痍。尝闻腻粉抑肺而敛肛门;金箔镇心而安魂魄。茵陈主黄疸而利水;瞿麦治热淋之有血。朴硝通大肠,破血而止痰癖;石膏治头痛,解肌而消烦渴。前胡除内外之痰实;滑石利六腑之涩结。天门冬止嗽,补血涸而润心肝;麦门冬清心,解烦渴而除肺热。又闻治虚烦、除哕呕,须用竹茹;通秘结、导瘀血,必资大黄。宣黄连治冷热之痢,又厚肠胃而止泻;淫羊藿疗风寒之痹,且补阴虚而助阳。茅根止血与吐衄,石苇通淋与小肠。熟地黄补血且疗虚损;生地黄宣血更医眼疮。赤芍药破血而疗腹痛,烦热亦解;白芍药补虚而生新血,退热尤良。若乃消肿满逐水于牵牛;除热毒杀虫于贯众。金铃子治疝气而补精血;萱草根治五淋而消乳肿。侧柏叶治血山崩漏之疾;香附子理血气妇人之用。地肤子利膀胱,可洗皮肤之风;山豆根解热毒,能止咽喉之痛。白鲜皮去风治筋弱,而疗足顽痹;旋覆花明目治头风,而消痰嗽壅。又况荆芥穗清头目便血,疏风散疮之用;瓜蒌根疗黄疸毒痛,消渴解痰之忧。地榆疗崩漏,止血止痢;昆布破疝气,散瘿散瘤。疗伤寒、解虚烦,淡竹叶之功倍;除结气、破瘀血,牡丹皮之用同。知母止嗽而骨蒸退;牡蛎涩精而虚汗收。贝母清痰止咳嗽而利心肺;桔梗开肺利胸膈而治咽喉。若夫黄芩治诸热,兼主五淋;槐花治肠风,亦医痔痢。常山理痰结而治温疟;葶苈泻肺喘而通水气。此六十六种药性之寒者也。

(二)热性药

药有温热,又当审详。欲温中以荜茇;用发散以生姜。五味子止嗽痰,且滋肾水;腽肭脐疗痨瘵,更壮元阳。原夫川芎祛风湿、补血清头;续断治崩漏、益筋强脚。麻黄表汗以疗咳逆;韭子壮阳而医白浊。川乌破积,有消痰治风痹之功;天雄散寒,为去湿助精阳之药。观夫川椒达下,干姜暖中。胡芦巴治虚冷之疝气;生卷柏破癥瘕而血通。白术消痰壅、温胃,兼止吐泻;菖蒲开心气、散冷,更治耳聋。丁香快脾胃而止吐逆;良姜止心气痛之攻冲。肉苁蓉填精益肾;石硫黄暖胃驱虫。胡椒主去痰而除冷;秦椒主攻痛而去风。吴茱萸疗心腹之冷气;灵砂定心脏之怔忡。盖夫散肾冷、助脾胃,须荜澄茄;疗心痛、破积聚,用蓬莪术。缩砂止吐泻安胎、化酒食之剂;附子疗虚寒反胃、壮元阳之方。白豆蔻治冷泻,疗痛止痛于乳香;红豆蔻止吐酸,消血杀虫于干漆。岂知鹿茸生精血,腰脊崩漏之均补;虎骨壮筋骨,寒湿毒风之并祛。檀香定霍乱,而心气之痛愈;鹿角秘精髓,而腰脊之痛除。消肿益血于米醋;下气散寒于紫苏。扁豆助脾,则酒有行药破结之用;麝香开窍,则葱为通中发汗之需。尝观五灵脂治崩漏,理血气之刺痛;麒麟竭止血出,疗金疮之伤折。麇茸壮阳以助肾;当归补虚而养血。乌贼骨止带下,且除崩漏目翳;鹿角胶住血崩,能补虚羸劳绝。白花蛇治瘫痪,疗风痒之癣疹;乌梢蛇疗不仁,去疮疡之风热。乌药有治冷气之理;禹余粮乃疗崩漏之因。巴豆利痰水,能破寒积;独活疗诸风,不论久新。山茱萸治头晕遗精之药;白石英医咳嗽吐脓之人。厚朴温胃而去呕胀,消痰亦验;肉桂行血而疗心痛,止汗如神。是则鲫鱼有温胃之功;代赭乃镇肝之剂。沉香下气补肾,定霍乱之心痛;橘皮开胃去痰,导壅滞之逆气。此六十种药性之热者也。

(三)温性药

温药总括,医家素谙。木香理乎气滞;半夏主于痰湿。苍术治目盲,燥脾去湿宜用;萝卜去膨胀,下气制面尤堪。况夫钟乳粉补肺气,兼疗肺虚;青盐治腹痛,且滋肾水。山药而腰湿能医;阿胶而痢嗽皆止。赤石脂治精浊而止泄,兼补崩中;阳起石暖子宫以壮阳,更疗阴痿。诚以紫菀治嗽,防风祛风,苍耳子透脑止涕,威灵仙宣风通气。细辛去头风，止嗽而疗齿痛；艾叶治崩漏，安胎而医痢红。羌活明目驱风，除湿毒肿痛；白芷止崩治肿，疗痔瘘疮痈。若乃红蓝花通经，治产后恶血之余；刘寄奴散血，疗烫火金疮之苦。减风湿之痛则茵芋叶；疗折伤之症则骨碎补。藿香叶辟恶气而定霍乱；草果仁温脾胃而止呕吐。巴戟天治阴疝白浊，补肾尤滋；元胡索理气痛血凝，调经有助。尝闻款冬花润肺，去痰嗽以定喘；肉豆蔻温中，止霍乱而助脾。抚芎走经络之痛；何首乌治疮疥之资。姜黄能下气、破恶血之积；防己宜消肿、去风湿之施。藁本除风，主妇人阴痛之用；仙茅益肾，扶元气虚弱之衰。乃曰破故纸温肾，补精髓与劳伤；宣木瓜入肝，疗脚气并水肿。杏仁润肺燥止嗽之剂；茴香治疝气肾痛之用。诃子生精止渴，兼疗滑泄之痾；秦艽攻风逐水，又除肢节之痛。槟榔豁痰而逐水，杀寸白虫；杜仲益肾而添精，去腰膝重。当知紫石英疗惊悸崩中之疾，橘核仁治腰痛疝气之癀。金樱子兮涩遗精；紫苏子兮下气涎。淡豆豉发伤寒之表；大小蓟除诸血之鲜。益智安神，治小便之频数；麻仁润肺，利六腑之燥坚。抑又闻补虚弱、排疮脓，莫若黄芪；强腰脚、壮筋骨，无如狗脊。菟丝子补肾以明目；马蔺花治疝而有益。此五十四种药性之温者也。

（四）平性药

详论药性，平和惟在。以硇砂而去积；用龙齿以安魂。青皮快膈除膨胀，且利脾胃；芡实益精治白浊，兼补真元。原夫木贼草去目翳，崩漏亦医；花蕊石治金疮，血行则却。决明和肝气，治眼之剂；天麻主头眩，祛风之药。甘草和诸药而解百毒，盖以性平；石斛平胃气而补肾虚，更医脚弱。观乎商陆治肿，覆盆益精。琥珀安神而散血；朱砂镇心而有灵。牛膝强足补精，兼疗腰痛；龙骨止汗住泄，更治血崩。甘松理风气而痛止；蒺藜疗风疮而目明。人参润肺宁心，开脾助胃；蒲黄止崩治衄，消瘀调经。岂不以南星醒脾，去惊风痰吐之忧；三棱破积，除血块气滞之症。没食主泄泻而神效；皂角治风痰而响应。桑螵蛸疗遗精之泄；鸭头血医水肿之盛。蛤蚧治痨嗽，牛蒡子疏风壅之痰；全蝎主风瘫，酸枣仁去怔忡之病。尝闻桑寄生益血安胎，且止腰痛；大腹子去膨下气，亦令胃和。小草、远志，俱有宁心之妙；木通、猪苓，尤为利水之多。莲肉有清心醒脾之用；没药乃治疮散血之科。郁李仁润肠宣血，去浮肿之疾；茯神宁心益智，除惊悸之痾。白茯苓补虚劳，多在心脾之有眚；赤茯苓破结血，独利水道以无毒。因知麦芽有助脾化食之功；小麦有止汗养心之力。白附子去面风之游走；大腹皮治水肿之泛溢。椿根白皮主泻血；桑根白皮主喘息。桃仁破瘀血兼治腰痛；神曲健脾胃而进饮食。五加皮坚筋骨以立行；柏子仁养心神而有益。抑又闻安息香辟恶，且止心腹之痛；冬瓜仁醒脾，实为饮食之资。僵蚕治诸风之喉闭；百合敛肺痨之嗽萎。赤小豆解热毒，疮肿宜用；枇杷叶下逆气，哕呕可医。连翘排疮脓与肿毒；石南叶利筋骨与毛皮。谷芽养脾，阿魏除邪气而破积；紫河车补血，大枣和药性以开脾。然而鳖甲治痨疟，兼破癥瘕；龟甲坚筋骨，更疗崩疾。乌梅主便血疟痢之用；竹沥治中风声音之失。此六十八种药性之平者也。

第二节　方剂歌诀

一、解表剂

（一）辛温解表剂

麻黄汤出自《伤寒论》。麻黄汤中用桂枝,杏仁甘草四般施,发热恶寒头项痛,伤寒服此汗淋漓。

大青龙汤出自《伤寒论》。大青龙汤桂麻黄,杏草石膏姜枣藏,太阳无汗兼烦躁,风寒两解此为良。

桂枝汤出自《伤寒论》。桂枝汤治太阳风,芍药甘草姜枣同,解肌发表调营卫,汗出恶风此方功。

九味羌活汤出自张元素方,录自《此事难知》。九味羌活用防风,细辛苍芷与川芎,黄芩生地同甘草,三阳解表效力彰。

香苏散出自《太平惠民和剂局方》。香苏散内草陈皮,疏散风寒又理气,外感风寒兼气滞,寒热无汗胸脘痞。

小青龙汤出自《伤寒论》。小青龙汤治水气,喘咳呕哕渴利慰,姜桂麻黄芍药甘,细辛半夏兼五味。

止嗽散出自《医学心悟》。止嗽散中用白前,陈皮桔梗草荆添,紫菀百部同蒸用,感冒咳嗽此方先。

（二）辛凉解表剂

银翘散出自《温病条辨》。银翘散主上焦医,竹叶荆牛薄荷豉,甘桔芦根凉解法,风温初感此方宜。

桑菊饮出自《温病条辨》。桑菊饮中桔梗翘,杏仁甘草薄荷饶,芦根为引轻清剂,热盛阳明入母膏。

麻黄杏仁甘草石膏汤出自《伤寒论》。仲景麻杏甘石汤,辛凉宣肺清热良,邪热壅肺咳喘急,有汗无汗均可尝。

柴葛解肌汤出自《伤寒六书》。柴葛解肌陶氏汤,邪在三阳热势张,芩芍桔甘羌活芷,石膏大枣与生姜。

升麻葛根汤出自《太平惠民和剂局方》(下文简称《局方》)。《局方》升麻葛根汤,芍药甘草合成方,麻疹初起出不透,解肌透疹此方良。

（三）扶正解表剂

败毒散(原名人参败毒散)出自《太平惠民和剂局方》。人参败毒茯苓草,枳桔柴前羌独芎,薄荷少许姜三片,四时感冒有奇功。

参苏饮出自《太平惠民和剂局方》。参苏饮内用陈皮,枳壳前胡半夏宜,干葛木香甘桔茯,内伤外感此方推。

再造散出自《伤寒六书》。再造散用参芪甘,桂附羌防芎芍参,细辛加枣煨姜煎,阳虚无汗法当谙。

麻黄细辛附子汤出自《伤寒论》。麻黄细辛附子汤,发表温经两法彰,若非表里相兼治,少阴反热曷能康。

加减葳蕤汤出自《重订通俗伤寒论》。加减葳蕤用白薇,豆豉生葱桔梗随,草枣薄荷共八味,滋阴发汗此方魁。

葱白七味饮出自《外台秘要》(下文简称《外台》)。葱白七味《外台》方,新豉葛根与生姜,麦冬生地千扬水,血虚外感最相当。

二、泻下剂

(一)寒下剂

大承气汤出自《伤寒论》。大承气汤用芒硝,枳实厚朴大黄饶,救阴泻热功偏擅,急下阳明有数条。

大陷胸汤出自《伤寒论》。大陷胸汤用硝黄,甘遂一克效力强,擅疗热实结胸证,泻热逐水效专长。

(二)温下剂

大黄附子汤出自《金匮要略》。大黄附子细辛汤,散寒通便止痛良,寒积里实服此方,邪去正安腹通畅。

温脾汤出自《备急千金要方》。温脾参附与干姜,甘草当归硝大黄,寒热并行治寒积,脐腹绞结痛非常。

三物备急丸出自《金匮要略》。三物备急巴豆研,干姜大黄炼蜜丸,猝然腹痛因寒积,速投此方急救先。

(三)润下剂

麻子仁丸(又名脾约丸)出自《伤寒论》。麻子仁丸小承气,杏芍麻仁治便秘,胃热津亏解便难,润肠通便脾约济。

五仁丸出自《世医得效方》。五仁柏子杏仁桃,松子陈皮郁李饶,炼蜜为丸米饮下,润肠通便效力高。

济川煎出自《景岳全书》。济川归膝肉苁蓉,泽泻升麻枳壳从,肾虚精亏肠中燥,寓通于补法堪宗。

(四)逐水剂

十枣汤出自《伤寒论》。十枣逐水效堪夸,大戟甘遂与芫花,悬饮内停胸胁痛,大腹肿满用无差。

禹功散出自《儒门事亲》。《儒门事亲》禹功散,牵牛茴香一同研,行气逐水又通便,姜汁调下阳水痊。

（五）攻补兼施剂

黄龙汤出自《伤寒六书》。黄龙枳朴与硝黄,参归甘桔枣生姜,阳明腑实气血弱,攻补兼施效力强。

增液承气汤出自《温病条辨》。增液承气玄地冬,加入硝黄效力增,热结阴亏大便秘,增水行舟肠腑通。

三、和解剂

（一）和解少阳剂

小柴胡汤出自《伤寒论》。小柴胡汤和解供,半夏人参甘草从,更用黄芩加姜枣,少阳百病此为宗。

蒿芩清胆汤出自《通俗伤寒论》。俞氏蒿芩清胆汤,陈皮半夏竹茹襄,赤苓枳壳兼碧玉,湿热轻宣此法良。

达原饮出自《温疫论》。达原饮用槟朴芩,芍甘知母草果并,邪伏膜原寒热作,开膜辟秽化浊行。

（二）调和肝脾剂

四逆散出自《伤寒论》。四逆散里用柴胡,芍药枳实甘草须,此是阳邪成郁逆,敛阴泄热平剂扶。

逍遥散出自《太平惠民和剂局方》。逍遥散用当归芍,柴苓术草加姜薄,散郁除蒸功最奇,调经八味丹栀着。

痛泻要方出自《丹溪心法》。痛泻要方陈皮芍,防风白术煎丸酌,补泻并用理肝脾,若作食伤医更错。

（三）调和寒热剂

半夏泻心汤出自《伤寒论》。半夏泻心黄连芩,干姜甘草与人参,大枣和之治虚痞,法在降阳而和阴。

四、清热剂

（一）清气分热剂

白虎汤出自《伤寒论》。白虎汤用石膏偎,知母甘草粳米陪,亦有加入人参者,躁烦热渴舌生苔。

竹叶石膏汤出自《伤寒论》。竹叶石膏汤人参,麦冬半夏甘草临,再加粳米同煎服,暑烦热渴脉虚寻。

(二)清营凉血剂

清营汤出自《温病条辨》。清营汤治热传营,脉数舌绛辨分明,犀地银翘玄连竹,丹麦清热更护阴。

犀角地黄汤出自《外台秘要》。犀角地黄芍药丹,血升胃热火邪干,斑黄阳毒皆堪治,或益柴芩总伐肝。

(三)清热解毒剂

黄连解毒汤出自《外台秘要》。黄连解毒汤四味,黄柏黄芩栀子备,躁狂大热呕不眠,吐衄斑黄均可使。

凉膈散出自《太平惠民和剂局方》。凉膈硝黄栀子翘,黄芩甘草薄荷饶,竹叶蜜煎疗膈上,中焦燥实服之消。

普济消毒饮(原名普济消毒饮子)出自《东垣试效方》。普济消毒芩连鼠,玄参甘桔蓝根侣,升柴马勃连翘陈,薄荷僵蚕为末咀,或加人参及大黄,大头天行力能御。

(四)气血两清剂

清瘟败毒饮出自《疫疹一得》。清瘟败毒地连芩,丹石栀甘竹叶寻,犀角玄翘知芍桔,瘟邪泻毒亦滋阴。

(五)清脏腑热剂

导赤散出自《小儿药证直诀》。导赤生地与木通,草梢竹叶四般攻,口糜淋痛小肠火,引热同归小便中。

龙胆泻肝汤出自《医方集解》。龙胆泻肝栀芩柴,生地车前泽泻偕,木通甘草当归合,肝经湿热力能排。

左金丸出自《丹溪心法》。左金茱连六一丸,肝经火郁吐吞酸,再加芍药名戊己,热泻热痢服之安。

泻白散出自《小儿药证直诀》。清胃散用升麻连,当归生地牡丹全,或益石膏平胃热,口疮吐衄及牙宣。

玉女煎出自《景岳全书》。玉女煎中地膝兼,石膏知母麦冬全,阴虚胃火牙疼效,去膝地生温热痊。

芍药汤出自《素问病机气宜保命集》。芍药芩连与锦纹,桂甘槟木及归身,别名导气除甘桂,枳壳加之效若神。

白头翁汤出自《伤寒论》。白头翁汤治热痢,黄连黄柏佐秦皮,清热解毒并凉血,赤多白少脓血医。

(六)清虚热剂

青蒿鳖甲汤出自《温病条辨》。青蒿鳖甲知地丹,阴分热伏此方攀,夜热早凉无汗者,从里达表服之安。

清骨散出自《证治准绳》。清骨散用银柴胡,胡连秦艽鳖甲辅,地骨青蒿知母草,骨蒸劳热保无虞。

当归六黄汤出自《兰室秘藏》。当归六黄治汗出,芪柏芩连生熟地,泻火固表复滋阴,加麻黄根功更异。

五、祛暑剂

(一)祛暑解表剂

香薷散出自《太平惠民和剂局方》。三物香薷豆朴先,散寒化湿功效兼,若益银翘豆易花,新加香薷祛暑煎。

(二)祛暑清热剂

清络饮出自《温病条辨》。清络祛暑六药鲜,银扁翠衣瓜络添,佐以竹叶荷叶边,暑热伤肺轻证安。

(三)祛暑利湿剂

六一散(原名益元散)出自《黄帝素问宣明论方》。六一滑石同甘草,解肌行水兼清燥,统治表里及三焦,热渴暑烦泻痢保,益元碧玉与鸡苏,砂黛薄荷加之好。

桂苓甘露散出自《黄帝素问宣明论方》。桂苓甘露猪苓膏,术泽寒水滑石草,清暑化气又利湿,发热烦渴吐泻消。

(四)祛暑益气剂

清暑益气汤出自《温热经纬》。王氏清暑益气汤,西瓜翠衣荷梗襄,知麦石斛西洋参,黄连竹叶草粳方。

六、温里剂

(一)温中祛寒剂

理中丸出自《伤寒论》。理中丸主理中乡,甘草人参术干姜,呕利腹痛阴寒盛,或加附子总扶阳。

小建中汤出自《伤寒论》。小建中汤芍药多,桂姜甘草大枣和,更加饴糖补中脏,虚劳腹痛服之瘥。

吴茱萸汤出自《伤寒论》。吴茱萸汤人参枣,重用生姜温胃好,阳明寒呕少阴利,厥阴头痛皆能保。

大建中汤出自《金匮要略》。大建中汤建中阳,蜀椒干姜参饴糖,阴盛阳虚腹冷痛,温补中焦止痛强。

（二）回阳救逆剂

四逆汤出自《伤寒论》。四逆汤中姜附草,阳衰寒厥急煎尝,腹痛吐泻脉沉细,急投此方可回阳。

回阳救急汤出自《伤寒六书》。回阳救急用六君,桂附干姜五味群,加麝三厘或胆汁,三阴寒厥建奇勋。

（三）温经散寒剂

当归四逆汤出自《伤寒论》。当归四逆桂枝芍,细辛甘草木通着,再加大枣治阴厥,脉细阳虚由血弱。

黄芪桂枝五物汤出自《金匮要略》。黄芪桂枝五物汤,芍药大枣与生姜,益气温经和营卫,血痹风痹功效良。

暖肝煎出自《景岳全书》。暖肝煎中杞茯归,茴沉乌药姜肉桂,下焦虚寒疝气痛,温补肝肾此方推。

七、表里双解剂

（一）解表清里剂

葛根黄芩黄连汤出自《伤寒论》。葛根黄芩黄连汤,甘草四般治二阳,解表清里兼和胃,喘汗自利保平康。

（二）解表温里剂

五积散出自《仙授理伤续断秘方》。五积散治五般积,麻黄苍芷归芍芎,枳桔桂苓干姜朴,陈皮半夏草姜充,除桂枳陈余略炒,熟料尤增温散功,温中解表祛寒湿,散痞调经用各充。

（三）解表攻里剂

大柴胡汤出自《金匮要略》。大柴胡汤用大黄,枳实芩夏白芍将,煎加姜枣表兼里,妙法内攻并外攘。

防风通圣散出自《黄帝素问宣明论方》。防风通圣大黄硝,荆芥麻黄栀芍翘,甘桔芎归膏滑石,薄荷芩术力偏饶,表里交攻阳热盛,外科疡毒总能消。

疏凿饮子出自《济生方》。疏凿槟榔及商陆,苓皮大腹同椒目,赤豆艽羌泻木通,煎益姜皮阳水服。

八、补益剂

（一）补气剂

四君子汤出自《太平惠民和剂局方》。四君子汤中和义,参术茯苓甘草比,益以夏陈名六君,祛痰补气阳虚饵,除却半夏名异功,或加香砂胃寒使。

参苓白术散出自《太平惠民和剂局方》。参苓白术扁豆陈,山药甘莲砂薏仁,桔梗上浮兼保肺,枣汤调服益脾神。

补中益气汤出自《内外伤辨惑论》。补中益气芪术陈,升柴参草当归身,虚劳内伤功独擅,亦治阳虚外感因。

玉屏风散出自《究原方》,录自《医方类聚》。玉屏风散最有灵,芪术防风鼎足形,表虚汗多易感冒,益气固表止汗神。

生脉散出自《医学启源》。生脉麦味与人参,保肺清心治暑淫,气少汗多兼口渴,病危脉绝急煎斟。

人参蛤蚧散(原名蛤蚧散)出自《博济方》。人参蛤蚧作散服,杏苓桑皮草二母,肺肾气虚蕴痰热,咳喘痰血一并除。

(二)补血剂

四物汤出自《仙授理伤续断秘方》。四物地芍与归芎,血家百病此方通,八珍合入四君子,气血双疗功独崇,再加黄芪与肉桂,十全大补补方雄。

当归补血汤出自《内外伤辨惑论》。当归补血有奇功,归少芪多力最雄,更有芪防同白术,别名止汗玉屏风。

归脾汤出自《济生方》。归脾汤用术参芪,归草茯神远志随,酸枣木香龙眼肉,煎加姜枣益心脾,怔忡健忘俱可却,肠风崩漏总能医。

(三)气血双补剂

八珍汤(原名八珍散)出自《瑞竹堂经验方》。气血双补八珍汤,四君四物合成方,煎加姜枣调营卫,气血亏虚服之康。

泰山磐石散出自《古今医统大全》。泰山磐石八珍全,去茯加芪芩断联,再益砂仁及糯米,妇人胎动可安痊。

(四)补阴剂

六味地黄丸(原名地黄丸)出自《小儿药证直诀》。六味地黄益肾肝,茱薯丹泽地苓专,阴虚火旺加知柏,养肝明目杞菊煎,若加五味成都气,再入麦冬长寿丸。

左归丸出自《景岳全书》。左归丸用大熟地,枸杞萸肉薯牛膝,龟鹿二胶菟丝入,补阴填精功效奇。

炙甘草汤(又名复脉汤)出自《伤寒论》。炙甘草汤参姜桂,麦冬生地火麻仁,大枣阿胶加酒服,虚劳肺痿效如神。

大补阴丸(原名大补丸)出自《丹溪心法》。大补阴丸熟地黄,龟板知柏合成方,猪髓蒸熟炼蜜丸,滋阴降火效力强。

一贯煎出自《续名医类案》。一贯煎中用地黄,沙参枸杞麦冬襄,当归川楝水煎服,阴虚肝郁是妙方。

二至丸(原名女真丹)出自《扶寿精方》。二至女贞与旱莲,加蜜熬膏和成丸,肝肾阴虚得滋补,强腰乌须医晕眩。

益胃汤出自《温病条辨》。益胃汤能养胃阴,冰糖玉竹与沙参,麦冬生地同煎服,甘凉滋润生胃津。

(五)补阳剂

肾气丸(又名《金匮》肾气丸、崔氏八味丸)出自《金匮要略》(下文简称《金匮》)。《金匮》肾气治肾虚,地黄山药及山萸,丹皮苓泽加桂附,引火归原热下趋。

右归丸出自《景岳全书》。右归丸中地附桂,山药茱萸菟丝归,杜仲鹿胶枸杞子,益火之源此方魁。

(六)阴阳并补剂

地黄饮子出自《黄帝素问宣明论方》。地黄饮子山茱斛,麦味菖蒲远志茯,苁蓉附桂巴戟天,少入薄荷姜枣服。

龟鹿二仙胶出自《医便》。龟鹿二仙最守真,补人三宝气精神,人参枸杞和龟鹿,益寿延年实可珍。

七宝美髯丹出自《本草纲目》引《积善堂方》。七宝美髯何首乌,菟丝牛膝茯苓俱,骨脂枸杞当归合,专益肾肝精血虚。

补天大造丸出自《医学心悟》。补天大造治虚劳,参芪术归枣白芍,龟鹿用胶河车远,枸杞熟地苓山药。

九、固涩剂

(一)固表止汗剂

牡蛎散出自《太平惠民和剂局方》。牡蛎散内用黄芪,浮麦麻黄根最宜,自汗盗汗心液损,固表敛汗见效奇。

(二)敛肺止咳剂

九仙散出自王子昭方,录自《卫生宝鉴》。九仙罂粟乌梅味,参胶桑皮款桔贝,敛肺止咳益气阴,久咳肺虚效堪慰。

(三)涩肠固脱剂

真人养脏汤(原名纯阳真人养脏汤)出自《太平惠民和剂局方》。真人养脏诃粟壳,肉蔻当归桂木香,术芍参甘为涩剂,脱肛久痢早煎尝。

四神丸出自《证治准绳》。四神故纸吴茱萸,肉蔻五味四般须,大枣百枚姜八两,五更肾泻火衰扶。

桃花汤出自《伤寒论》。桃花汤用石脂宜,粳米干姜共用之,为涩虚寒少阴利,热邪滞下切难施。

驻车丸出自《延年秘录》,录自《外台秘要》。驻车丸用姜二两,当归阿胶各三两,六两黄连重一般,阴虚久痢奏效良。

(四)涩精止遗剂

金锁固精丸出自《医方集解》。金锁固精芡莲须,龙骨蒺藜牡蛎需,莲粉糊丸盐汤下,涩精秘气滑遗无。

桑螵蛸散出自《本草衍义》。桑螵蛸散治便数,参苓龙骨同龟壳,菖蒲远志及当归,补肾宁心健忘觉。

缩泉丸(原名固真丹)出自《魏氏家藏方》。缩泉丸治小便频,膀胱虚寒遗尿斟,乌药益智各等分,山药糊丸效更珍。

(五)固崩止带剂

固冲汤出自《医学衷中参西录》。固冲汤中芪术龙,牡蛎海蛸五倍同,茜草山萸棕炭芍,益气止血治血崩。

固经丸出自《丹溪心法》。固经丸用龟板君,黄柏椿皮香附群,黄芩芍药酒丸服,漏下崩中色黑殷。

易黄汤出自《傅青主女科》。易黄山药与芡实,白果黄柏车前子,固肾清热又祛湿,肾虚湿热带下医。

十、安神剂

(一)重镇安神剂

朱砂安神丸出自《内外伤辨惑论》。朱砂安神东垣方,归连甘草合地黄,怔忡不寐心烦乱,养阴清热可复康。

磁朱丸(原名神曲丸)出自《备急千金要方》。磁朱丸中有神曲,安神潜阳治目疾,心悸失眠皆可用,癫狂痫证服之宜。

珍珠母丸(原名真珠丸)出自《普济本事方》。珍珠母丸归地参,犀沉龙齿柏枣仁,朱砂银薄茯神入,镇心潜阳又宁神。

桂枝甘草龙骨牡蛎汤出自《伤寒论》。桂甘龙骨牡蛎汤,温补镇摄潜心阳,心阳不足烦躁证,服之神安躁悸康。

(二)补养安神剂

天王补心丹出自《校注妇人良方》。天王补心柏枣仁,二冬生地与归身,三参桔梗朱砂味,远志茯苓共养神。

酸枣仁汤出自《金匮要略》。酸枣仁汤治失眠,川芎知草茯苓煎,养血除烦清虚热,安然入睡梦乡甜。

甘麦大枣汤出自《金匮要略》。《金匮》甘麦大枣汤,妇人脏躁喜悲伤,精神恍惚常欲哭,养心安神效力彰。

养心汤出自《仁斋直指方论》。养心汤用草芪参,二茯芎归柏子寻,夏曲远志兼桂味,再加酸枣总宁心。

(三)交通心肾剂

交泰丸出自《韩氏医通》。心肾不交交泰丸,一份桂心十份连,怔忡不寐心阳亢,心肾交时自可安。

黄连阿胶汤出自《伤寒论》。黄连阿胶鸡子黄,黄芩白芍合成方,水亏火炽烦不卧,滋阴降火自然康。

十一、开窍剂

(一)凉开剂

安宫牛黄丸出自《温病条辨》。安宫牛黄丸最精,芩连栀子郁砂并,更加雄角珠冰麝,退热清心力更宏。

紫雪出自《苏恭方》,录自《外台秘要》。紫雪犀羚朱朴硝,硝磁寒水滑石膏,丁沉木麝升玄草,更用赤金法亦超。

至宝丹出自《灵苑方》引郑感方,录自《苏沈良方》。至宝朱砂麝息香,雄黄犀角与牛黄,金银二箔兼龙脑,琥珀还同玳瑁良。

抱龙丸出自《小儿药证直诀》。抱龙丸用天竺黄,雄黄辰砂并麝香,更加胆星甘草入,小儿急惊效力彰。

(二)温开剂

苏合香丸(原名吃力伽丸)出自《广济方》,录自《外台秘要》。苏合香丸麝息香,木丁熏陆荜檀襄,犀冰术沉诃香附,衣用朱砂中恶尝。

紫金锭(原名太乙神丹,又名追毒丹、紫金丹、玉枢丹)出自《丹溪心法附余》。紫金锭用麝朱雄,慈戟千金五倍同,太乙玉枢名又别,祛痰逐秽及惊风。

十二、理气剂

(一)行气剂

越鞠丸(又名芎术丸)出自《丹溪心法》。越鞠丸治六般郁,气血痰火湿食因,芎苍香附兼栀曲,气畅郁舒痛闷伸。

柴胡疏肝散出自《证治准绳》。柴胡疏肝芍川芎,枳壳陈皮草香附,疏肝行气兼活血,胁肋疼痛立能除。

金铃子散出自《太平圣惠方》,录自《袖珍方》。金铃子散止痛方,玄胡酒调效更强,疏肝泄热行气血,心腹胸胁痛经良。

瓜蒌薤白白酒汤出自《金匮要略》。瓜蒌薤白治胸痹,益以白酒温肺气,加夏加朴枳桂枝,治法稍殊名亦异。

半夏厚朴汤出自《金匮要略》。半夏厚朴与紫苏,茯苓生姜共煎服,痰凝气聚成梅核,降逆开郁气自舒。

枳实消痞丸(又名失笑丸)出自《兰室秘藏》。枳实消痞四君全,麦芽夏曲朴姜连,蒸饼糊丸消积满,清热破结补虚痞。

厚朴温中汤出自《内外伤辨惑论》。厚朴温中陈草苓,干姜草蔻木香停,煎服加姜治腹痛,虚寒胀满用皆灵。

天台乌药散(原名乌药散)出自《圣济总录》。天台乌药木茴香,川楝槟榔巴豆姜,再用青皮为细末,一钱酒下痛疝尝。

橘核丸出自《济生方》。橘核丸中川楝桂,朴实延胡藻带昆,桃仁二木酒糊合,癞疝痛顽盐酒吞。

加味乌药汤(原名加味乌沉汤)出自《奇效良方》。加味乌药汤砂仁,香附木香姜草伦,配入延胡共七味,经前胀痛效堪珍。

(二)降气剂

苏子降气汤出自《太平惠民和剂局方》。苏子降气半夏归,前胡桂朴甘草煨,上实下虚痰嗽喘,煎加姜枣苏叶随。

定喘汤出自《摄生众妙方》。定喘白果与麻黄,款冬半夏白皮桑,苏杏黄芩兼甘草,肺寒膈热喘哮尝。

四磨汤出自《济生方》。四磨亦治七情侵,人参乌药及槟沉,浓磨煎服调逆气,实者枳壳易人参。

旋覆代赭汤出自《伤寒论》。旋覆代赭用人参,半夏甘姜大枣临,重以镇逆咸软痞,痞硬噫气力能禁。

橘皮竹茹汤出自《金匮要略》。橘皮竹茹治呕呃,人参甘草枣姜益,胃虚有热失和降,久病之后更相宜。

丁香柿蒂汤出自《症因脉治》。丁香柿蒂人参姜,呃逆因寒中气戕,温中降逆又益气,虚寒气逆最相当。

十三、理血剂

(一)活血祛瘀剂

桃核承气汤出自《伤寒论》。桃仁承气五般奇,甘草硝黄并桂枝,热结膀胱小腹胀,如狂蓄血最相宜。

血府逐瘀汤出自《医林改错》。血府逐瘀归地桃,红花枳壳膝芎饶,柴胡赤芍甘桔梗,血化下行不作痨。通窍全凭好麝香,桃红大枣老葱姜,川芎黄酒赤芍药,表里通经第一方。

会厌逐瘀是病源,桃红甘桔地归玄,柴胡枳壳赤芍药,水呛血凝立可痊。膈下逐瘀桃牡丹,赤芍乌药元胡甘,归芎灵脂红花壳,香附开郁血亦安。少腹逐瘀芎炮姜,元胡灵脂芍茴香,蒲黄肉桂当没药,调经止痛是良方。身痛逐瘀膝地龙,香附羌秦草归芎,黄芪苍柏量加减,要紧五灵桃没红。

补阳还五汤出自《医林改错》。补阳还五赤芍芎,归尾通经佐地龙,四两黄芪为主药,血中瘀滞用桃红。

复元活血汤出自《医学发明》。复元活血汤柴胡,花粉当归山甲入,桃仁红花大黄草,损伤瘀血酒煎祛。

七厘散出自《同寿录》。七厘散治跌打伤,血竭红花冰麝香,乳没儿茶朱砂末,外敷内服均见长。

温经汤出自《金匮要略》。温经汤用桂萸芎,归芍丹皮姜夏冬,参草阿胶调气血,暖宫祛瘀在温通。

生化汤出自《傅青主女科》。生化汤宜产后尝,归芎桃草酒炮姜,恶露不行少腹痛,温养活血最见长。

桂枝茯苓丸出自《金匮要略》。《金匮》桂枝茯苓丸,芍药桃仁和牡丹,等分为末蜜丸服,活血化瘀癥块散。

失笑散出自《太平惠民和剂局方》。失笑灵脂蒲黄共,等量为散醋冲,瘀滞心腹时作痛,祛瘀止痛有奇功。

大黄魔虫丸出自《金匮要略》。大黄魔虫芩芍桃,地黄杏草漆蛴,水蛭虻虫和丸服,去瘀生新干血疗。

(二)止血剂

十灰散出自《十药神书》。十灰散用十般灰,柏茅茜荷丹榈煨,二蓟栀黄各炒黑,上部出血势能摧。

咳血方出自《丹溪心法》。咳血方中诃子收,瓜蒌海粉山栀投,青黛蜜丸口噙化,咳嗽痰血服之瘳。

小蓟饮子出自《济生方》,录自《玉机微义》。小蓟饮子藕蒲黄,木通滑石生地襄,归草黑栀淡竹叶,血淋热结服之良。

槐花散出自《普济本事方》。槐花散用治肠风,侧柏黑荆枳壳充,为末等分米饮下,宽肠凉血逐风动。

黄土汤出自《金匮要略》。黄土汤将远血医,胶芩地术附甘随,温阳健脾能摄血,便血崩漏服之宜。

十四、治风剂

(一)疏散外风剂

川芎茶调散出自《太平惠民和剂局方》。川芎茶调散荆防,辛芷薄荷甘草羌,目昏鼻塞风攻上,偏正头痛悉能康。

大秦艽汤出自《素问病机气宜保命集》。大秦艽汤羌独防,芎芷辛芩二地黄,石膏归芍苓甘术,风邪散见可通尝。

消风散出自《外科正宗》。消风散内用荆防,蝉蜕胡麻苦参苍,石知蒡通归地草,风疹湿疹服之康。

牵正散出自《杨氏家藏方》。牵正散是《杨家方》,全蝎僵蚕白附襄,服用少量热酒下,口眼㖞斜疗效彰。

小活络丹(原名活络丹)出自《太平惠民和剂局方》。小活络丹天南星,二乌乳没加地龙,寒湿瘀血成痹痛,搜风活血经络通。

玉真散出自《外科正宗》。玉真散治破伤风,牙关紧急反张弓,星麻白附羌防芷,外敷内服一方通。

(二)平息内风剂

羚角钩藤汤出自《通俗伤寒论》。俞氏羚角钩藤汤,桑叶菊花鲜地黄,芍草茯神川贝茹,凉肝增液定风方。

镇肝熄风汤出自《医学衷中参西录》。张氏镇肝熄风汤,龙牡龟牛制亢阳,代赭天冬元芍草,茵陈川楝麦芽襄。

天麻钩藤饮出自《中医内科杂病证治新义》。天麻钩藤益母桑,栀芩清热决潜阳,杜仲牛膝益肾损,茯神夜交安眠良。

大定风珠出自《温病条辨》。大定风珠鸡子黄,胶芍三甲五味襄,麦冬生地麻仁草,滋阴息风是妙方。

阿胶鸡子黄汤出自《通俗伤寒论》。阿胶鸡子黄汤好,地芍钩藤牡蛎草,决明茯神络石藤,阴虚动风此方保。

十五、治燥剂

(一)轻宣外燥剂

杏苏散出自《温病条辨》。杏苏散内夏陈前,枳桔苓草姜枣研,轻宣温润治凉燥,咳止痰化病自痊。

桑杏汤出自《温病条辨》。桑杏汤中象贝宜,沙参栀豉与梨皮,身热咽干咳痰少,辛凉甘润燥能医。

清燥救肺汤出自《医门法律》。清燥救肺参草杷,石膏胶杏麦胡麻,经霜收下干桑叶,解郁滋干效堪夸。

(二)滋润内燥剂

麦门冬汤出自《金匮要略》。麦门冬汤用人参,枣草粳米半夏存,肺痿咳逆因虚火,清养肺胃此方珍。

养阴清肺汤出自《重楼玉钥》。养阴清肺是妙方,玄参草芍冬地黄,薄荷贝母丹皮入,时疫白喉急煎尝。

百合固金汤出自《慎斋遗书》。百合固金二地黄,玄参贝母桔甘藏,麦冬芍药当归配,喘咳痰血肺家伤。

琼玉膏出自申铁瓮方,录自《洪氏集验方》。琼玉膏中生地黄,参苓白蜜炼膏尝,肺枯干咳虚劳症,金水相滋效倍彰。

玉液汤出自《医学衷中参西录》。玉液山药芪葛根,花粉知味鸡内金,消渴口干溲多数,补脾固肾益气阴。

增液汤出自《温病条辨》。增液汤用玄地冬,无水舟停便不通,或合硝黄作泻剂,补泄兼施妙不同。

十六、祛湿剂

(一)化湿和胃剂

平胃散出自《简要济众方》。平胃散是苍术朴,陈皮甘草四般药,除湿散满祛瘴岚,调胃诸方从此扩。若和小柴名柴平,煎加姜枣能除疟,又不换金正气散,即是此方加夏藿。

藿香正气散出自《太平惠民和剂局方》。藿香正气大腹苏,甘桔陈苓术朴俱,夏曲白芷加姜枣,感伤岚瘴并能祛。

(二)清热祛湿剂

茵陈蒿汤出自《伤寒论》。茵陈蒿汤治疸黄,阴阳寒热细推详,阳黄大黄栀子入,阴黄附子与干姜。亦有不用茵陈者,加草柏皮栀子汤。

八正散出自《太平惠民和剂局方》。八正木通与车前,蓄蓄大黄滑石研,草梢瞿麦兼栀子,煎加灯草痛淋蠲。

三仁汤出自《温病条辨》。三仁杏蔻薏苡仁,朴夏白通滑竹伦,水用甘澜扬百遍,湿温初起法堪遵。

甘露消毒丹出自《医效秘传》。甘露消毒蔻藿香,茵陈滑石木通菖,芩翘贝母射干薄,暑疫湿温为末尝。

连朴饮出自《霍乱论》。连朴饮用香豆豉,菖蒲半夏焦山栀,芦根厚朴黄连入,湿热霍乱此方施。

当归拈痛汤(又名拈痛汤)出自《医学启源》。当归拈痛羌防升,猪泽茵陈芩葛人,二术苦参知母草,疮疡湿热服皆应。

二妙散出自《丹溪心法》。二妙散中苍柏煎,若云三妙膝须添,痿痹足疾堪多服,湿热全除病自痊,

再加苡仁名四妙,渗湿健脾功更全。

(三)利水渗湿剂

五苓散出自《伤寒论》。五苓散治太阳腑,白术泽泻猪茯苓,膀胱化气添桂枝,利便消暑烦渴清。

猪苓汤出自《伤寒论》。猪苓汤用猪茯苓,泽泻滑石阿胶并,小便不利兼烦渴,利水养阴热亦平。

防己黄芪汤出自《金匮要略》。黄芪防己《金匮》方,术甘姜枣共煎尝,此治风水与诸湿,身重汗出服之良。

五皮散出自《中藏经》。五皮散用五般皮,陈茯姜桑大腹奇,或用五加易桑白,脾虚肤胀此方司。

(四)温化寒湿剂

苓桂术甘汤出自《金匮要略》。苓桂术甘化饮剂,温阳化饮又健脾,饮邪上逆胸胁满,水饮下行悸眩去。

甘草干姜茯苓白术汤(又名肾著汤)出自《金匮要略》。肾著汤内用干姜,茯苓甘草白术襄,伤湿身重与腰冷,亦名甘姜苓术汤。

真武汤出自《伤寒论》。真武汤壮肾中阳,茯苓术芍附生姜,少阴腹痛有水气,悸眩眴惕保安康。

实脾散出自《严氏济生方》。实脾苓术与木瓜,甘草木香大腹加,草果附姜兼厚朴,虚寒阴水效堪夸。

(五)祛湿化浊剂

萆薢分清饮(原名萆薢分清散)出自《杨氏家藏方》。萆薢分清石菖蒲,草薢乌药益智俱,或益茯苓盐煎服,通心固肾浊精驱。

完带汤出自《傅青主女科》。完带汤中用白术,山药人参白芍辅,苍术车前黑芥穗,陈皮甘草与柴胡。

(六)祛风胜湿剂

羌活胜湿汤出自《脾胃论》。羌活胜湿羌独芎,甘蔓藁本与防风,湿气在表头腰重,发汗升阳有奇功。

独活寄生汤出自《备急千金要方》。独活寄生尤防辛,芎归地芍桂苓均,杜仲牛膝人参草,冷风顽痹屈能伸。

十七、祛痰剂

(一)燥湿化痰剂

二陈汤出自《太平惠民和剂局方》。二陈汤用半夏陈,益以茯苓甘草成,利气调中兼去湿,一切痰饮此方珍。

茯苓丸(又名治痰茯苓丸)出自《全生指迷方》(下文简称《指迷》),录自《是斋百一选方》。《指迷》茯苓丸最精,风化芒硝枳半并,臂痛难移脾气阻,停痰伏饮有嘉名。

温胆汤出自《三因极一病证方论》。温胆夏茹枳陈助,佐以茯草姜枣煮,理气化痰利胆胃,胆郁痰扰诸症除。

(二)清热化痰剂

清气化痰丸出自《医方考》。清气化痰星夏橘,杏仁枳实瓜蒌仁,芩苓姜汁为糊丸,气顺火消痰自失。

小陷胸汤出自《伤寒论》。小陷胸汤连夏蒌,宽胸开结涤痰周,邪热大陷胸汤治,甘遂硝黄一泻柔。

滚痰丸(又名礞石滚痰丸)出自《泰定养生主论》,录自《玉机微义》。滚痰丸用青礞石,大黄黄芩沉水香,百病多因痰作祟,顽痰怪症力能匡。

(三)润燥化痰剂

贝母瓜蒌散出自《医学心悟》。贝母瓜蒌天花粉,橘红茯苓加桔梗,肺燥有痰咳难出,润肺化痰此方珍。

(四)温化寒痰剂

苓甘五味姜辛汤出自《金匮要略》。苓甘五味姜辛汤,温肺化饮常用方,半夏杏仁均可加,寒痰水饮咳嗽康。

三子养亲汤出自《韩氏医通》。三子养亲痰火方,芥苏莱菔共煎汤,外台别有茯苓饮,参术陈姜枳实尝。

(五)治风化痰剂

半夏白术天麻汤出自《医学心悟》。半夏白术天麻汤,苓草橘红枣生姜,眩晕头痛风痰盛,痰化风息复正常。

定痫丸出自《医学心悟》。定痫二茯贝天麻,丹麦陈蒲远半夏,胆星全蝎蚕琥珀,竹沥姜汁草朱砂。

十八、消食剂

(一) 消食化滞剂

保和丸出自《丹溪心法》。保和神曲与山楂,苓夏陈翘菔子加,曲糊为丸白汤下,亦可方中用麦芽。

枳实导滞丸出自《内外伤辨惑论》。枳实导滞首大黄,芩连曲术茯苓襄,泽泻蒸饼糊丸服,湿热积滞力能攘。

木香槟榔丸出自《儒门事亲》。木香槟榔青陈皮,黄柏黄连莪术齐,大黄黑丑兼香附,泻痢后重热滞宜。

(二)健脾消食剂

健脾丸出自《证治准绳》。健脾参术苓草陈,肉蔻香连合砂仁,楂肉山药曲麦炒,消补兼施不伤正。

葛花解醒汤出自《内外伤辨惑论》。葛花解醒香砂仁,二苓参术蔻青陈,神曲干姜兼泽泻,温中利湿酒伤珍。

十九、驱虫剂

乌梅丸出自《伤寒论》。乌梅丸用细辛桂,人参附子椒姜继,黄连黄柏及当归,温脏安蛔寒厥剂。

化虫丸出自《太平惠民和剂局方》。化虫丸中用胡粉,鹤虱槟榔苦楝根,少加枯矾面糊丸,专治虫病未虚人。

肥儿丸出自《太平惠民和剂局方》。肥儿丸内用使君,豆蔻香连曲麦槟,猪胆为丸热水下,虫疳食积一扫清。

二十、涌吐剂

瓜蒂散出自《伤寒论》。瓜蒂散用赤豆研,豆豉煎汁送下安,痰涎宿食填上脘,逐邪宣壅服之先。

救急稀涎散出自《经史证类备急本草》引孙尚药方。稀涎皂角白矾班,或益藜芦微吐间,风中痰升人眩仆,当先服此通其关。

参芦饮出自《格致余论》。参芦饮是丹溪方,竹沥新加效更良,气虚体弱痰壅盛,服此得吐自然康。

二十一、治痈疡剂

(一)散结消痈剂

仙方活命饮出自《校注妇人良方》。仙方活命金银花,防芷归陈草芍加,贝母天花兼乳没,穿山皂刺酒煎佳,一切痈毒能溃散,溃后忌服用勿差。

五味消毒饮出自《医宗金鉴》。五味消毒疗诸疗,银花野菊蒲公英,紫花地丁天葵子,煎加酒服效非轻。

四妙勇安汤出自《验方新编》。四妙勇安金银花,玄参甘草当归加,清热解毒兼活血,热毒脱疽效堪夸。

犀黄丸出自《外科证治全生集》。犀黄丸内用麝香,乳香没药与牛黄,乳岩横痃或瘰疬,正气未虚均可尝。

牛蒡解肌汤出自《疡科心得集》。牛蒡解肌用荆夏,山栀丹皮石斛翘,玄参薄荷共成方,头面风热疮疡消。

阳和汤出自《外科证治全生集》。阳和汤法解寒凝,外症虚寒色属阴,熟地鹿胶姜炭桂,麻黄白芥草相承。

小金丹出自《外科证治全生集》。小金丹内麝草乌,灵脂胶香与乳没,木鳖地龙归墨炭,诸疮肿痛最宜服。

海藻玉壶汤出自《外科正宗》。海藻玉壶带昆布,青陈归芎夏贝母,连翘独活甘草入,化痰散结瘿瘤除。

消瘰丸出自《医学心悟》。消瘰牡蛎贝玄参,消痰散结并养阴,肝肾阴亏痰火结,临时加减细斟酌。

苇茎汤出自《外台秘要》引《古今录验方》。苇茎瓜瓣苡桃仁,清肺化痰逐瘀能,热毒痰瘀致肺痈,脓成未成均胜任。

大黄牡丹汤出自《金匮要略》。《金匮》大黄牡丹汤,桃仁瓜子芒硝襄,肠痈初起腹按痛,苔黄脉数服之康。

(二)托里透脓剂

透脓散出自《外科正宗》。透脓散治毒成脓,芪归山甲皂刺芎,程氏又加银蒡芷,更能速奏溃破功。

(三)补虚敛疮剂

内补黄芪汤出自《外科发挥》。内补黄芪地芍冬,参苓远志加川芎,当归甘草官桂并,力补痈疽善后功。

葱豉桔梗汤出自《重订通俗伤寒论》。葱豉桔梗薄荷翘,山栀竹叶合甘草,热邪束肺嗽咽痛,风温初起此方疗。

第三节　针灸歌诀

(一)十二经气血多少歌

十二经气血多少歌出自刘纯《医经小学》。多气多血经须记,手足阳明大肠胃;少血多气有六经,少阳少阴太阴配;多血少气共四经,手足太阳厥阴计。

(二)井荥输原经合歌

井荥输原经合歌(原名"十二经井荥输原经合歌")出自刘纯《医经小学》,录自《针灸大成》。少商鱼际与太渊,经渠尺泽肺相连,商阳二三间合谷,阳溪曲池大肠牵。隐白大都太白脾,商丘阴陵泉要知,厉兑内庭陷谷胃,冲阳解溪三里随。少冲少府属于心,神门灵道少海寻,少泽前谷后溪腕,阳谷小海小肠经。涌泉然谷与太溪,复溜阴谷肾所宜,至阴通谷束京骨,昆仑委中膀胱知。中冲劳宫心包络,大陵间使传曲泽,关冲液门中渚焦,阳池支沟天井索。大敦行间太冲看,中封曲泉属于肝,窍阴侠溪临泣胆,丘墟阳辅阳陵泉。

(三)十五络穴歌

十五络穴歌出自《医经小学》。人身络脉一十五,我今逐一从头举。手太阴络为列缺,手少阴络即通里,手厥阴络为内关,手太阳络支正是,手阳明络偏历当,手少阳络外关位,足太阳络号飞扬,足阳明络丰隆记,足少阳络为光明,足太阴络公孙寄,足少阴络名大钟,足厥阴络蠡沟配,阳督之络号长强,阴任之络为尾翳,脾之大络为大包,十五络名君须记。

(四)八会穴歌

八会穴歌出自《针灸聚英》。腑会中脘脏章门,筋会阳陵髓绝骨,骨会大杼气膻中,血会膈俞脉太渊。

(五)八脉交会八穴歌

八脉交会八穴歌首见于《医经小学》,录自《针灸大成》。公孙冲脉胃心胸,内关阴维下总同;临泣胆经连带脉,阳维目锐外关逢;后溪督脉内眦颈,申脉阳跷络亦通;列缺任脉行肺系,阴跷照海膈喉咙。

(六)四总穴歌

四总穴歌出自《针灸大全》,录自《针灸大成》。肚腹三里留,腰背委中求,头项寻列缺,面口合谷收。

(七)回阳九针歌

回阳九针歌出自《针灸聚英》。哑门劳宫三阴交,涌泉太溪中脘接,环跳三里合谷并,此是回阳九针穴。

参考文献

[1]梁繁荣,王华.针灸学[M].2 版.北京:人民军医出版社,2021.

[2]王华兰.推拿学[M].北京:人民军医出版社,2004.

[3]房敏,柏林.推拿学[M].4 版.北京:中国中医药出版社,2018.

[4]赵毅,季远.推拿手法学[M].4 版.北京:中国中医药出版社,2018.

[5]吕立江.推拿功法学[M].10 版.北京:中国中医药出版社,2016.